Mensch! Erstaunliches über den Körper

Martina Kahl-Scholz

Mensch! Erstaunliches über den Körper

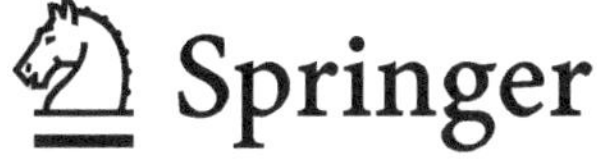

Martina Kahl-Scholz
Münster, Deutschland

ISBN 978-3-662-56154-6   ISBN 978-3-662-56155-3   (eBook)
https://doi.org/10.1007/978-3-662-56155-3

Die Deutsche Nationalbibliothek verzeichnet diese Publikation in der Deutschen Nationalbibliografie; detaillierte bibliografische Daten sind im Internet über http:// dnb.d-nb.de abrufbar.

Umschlaggestaltung: deblik Berlin
Fotonachweis Umschlag: © Login/stock.adobe.com

Gedruckt auf säurefreiem und chlorfrei gebleichtem Papier

Springer ist ein Imprint der eingetragenen Gesellschaft Springer-Verlag GmbH, DE und ist ein Teil von Springer Nature
Die Anschrift der Gesellschaft ist: Heidelberger Platz 3, 14197 Berlin, Germany

*Für Marin und Merja
Bleibt neugierig*

Vorwort

In meiner jahrelangen Tätigkeit als Lektorin medizinischer Literatur habe ich viele Bücher aus den unterschiedlichsten Fachrichtungen gelesen: große Fächer, kleine Fächer, Fächer, die zu Unrecht als langweilig oder trocken abgestempelt werden, und Fächer, die so komplex sind, dass man eine Seite auch manchmal dreimal lesen muss, bevor man ihren Inhalt verstanden hat. Ich habe in dieser Zeit viel gelernt und einige Momente erlebt, in denen ich mit großen staunenden Augen dachte: „Das ist ja verrückt, der Körper kann so etwas? Warum sagt einem das keiner im Studium?" Ich weiß, dass „es einem keiner im Studium sagt", weil dieses Wissen nicht zwangsläufig nötig ist für das Verständnis einer Erkrankung oder ihrer Behandlung. Und dann liegt mein Studium natürlich auch schon einige Jahre zurück und es gab in der Zwischenzeit Erkenntnisse, die es damals noch nicht gab.

Trotzdem ist das, was ich im Laufe der Zeit als Sammelsurium an medizinischen Fakten zusammengetragen habe, wichtig, um den menschlichen Körper und seine Funktion besser verstehen zu können, und vielleicht auch, um etwas pflegsamer mit ihm umzugehen.

Der Körper ist ein unfassbar komplexer und faszinierender Kosmos für sich. Jede Zelle bildet eine eigene kleine Lebenseinheit, von der Sie stolze 100 Billionen (das ist eine 10 mit einem Schwanz aus 14 Nullen) besitzen und von denen sich sekündlich (!) etwa 50 Millionen neue bilden (während etwa die gleiche Menge in eben dieser Zeit in die ewigen Jagdgründe eingeht). Diese Zellen wissen genau, was ihre Aufgabe ist und erledigen sie im Austausch mit anderen Zellen hervorragend. Seien Sie also das nächste Mal nicht so streng zu sich selbst, wenn es ziept und zappt, denn: auch wenn es an der einen Stelle nicht so klappt, an vielen anderen arbeitet Ihr Körper gerade auf Höchstouren.

Das Buch ist so aufgebaut, dass ein jedes Kapitel mit einer kurzen Einleitung beginnt, in der Grundlegendes zum jeweiligen Thema einfach verständlich vorgestellt wird. Wer sich schon entsprechend belesen hat, kann diesen Teil, wenn er möchte, überspringen und zum nächsten Abschnitt wechseln. Hier geht es um zentrale Fragen, die vermutlich jeden von uns schon einmal beschäftigt haben. Gibt es Kopf- und Bauchentscheidungen? Was ist der Jo-Jo-Effekt und warum tut mir der Körper nach erfolgreichem Kiloverlust so etwas an? Warum sind Geschmäcker verschieden? Im letzten Abschnitt geht es um erstaunliche Fakten zum Thema, wie etwa „Wussten sie eigentlich, dass nicht nur Ihre Nase, sondern jede Ihrer Körperzellen riechen kann?", „Wussten sie eigentlich, dass es Menschen gibt, die keinen Schmerz empfinden?" oder „Wussten sie eigentlich, dass eine vorgetäuschte OP manchmal genauso effektiv sein kann wie eine echte?".

Ich möchte Sie einladen, dieses Gefühl „Irre was der Körper – mein Körper – kann!" zu teilen, denn Ihr Körper, das sind Sie!

Münster   Martina Kahl-Scholz
im März 2018

Danksagung

In allererster Linie gilt mein Dank dem Springer-Verlag, allen voran Frau Rose-Marie Doyon, die nicht zum ersten Mal eine Buchidee von mir unterstützt hat, die (ebenfalls nicht zum ersten Mal) vermutlich im ersten Moment etwas unkonventionell anmutete. Ferner Dank auch an Frau Anja Goepfrich für ihre tatkräftige Unterstützung bei der Umsetzung und ihren Ideen zu Cover etc. Aber auch Dank den vielen weiteren Akteuren in der Planung und Produktion, die für die Verwirklichung eines Buches unabdingbar sind.

Danke auch Ralli, Andrea, Eva, Aggi, Christel, Pia, Daniela, Gerlind, Toni, Christine, Karin und Frau Dorn sowie Frau Steiner – Ihr wisst schon wofür.

Inhaltsverzeichnis

Über die Autorin

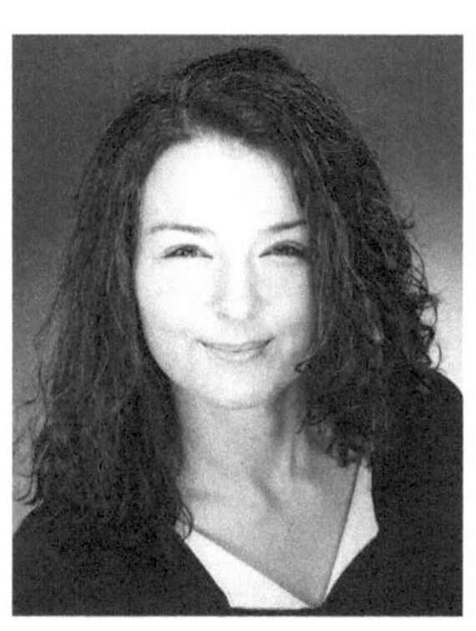

Frau Dr. med. Dipl. Päd. Martina Kahl-Scholz ist Ärztin und Diplom-Pädagogin. Sie hat klinische Erfahrungen in der Radiologie und Kardiologie gesammelt und ist seit 4 Jahren als Copy Editorin, Autorin und Dozentin tätig.

Teil I

Sinnesorgane

1

Riechen

Inhaltsverzeichnis

© Springer-Verlag GmbH Deutschland, ein Teil von
Springer Nature 2018

M. Kahl-Scholz, *Mensch! Erstaunliches über den Körper,*
https://doi.org/10.1007/978-3-662-56155-3_1

Wir riechen den Rauch zahlreicher Kamine in eiskalter Winterluft und denken an Schnee. Wir riechen, wie Regen auf dem warmen Asphalt verdunstet und haben dieses ultimative Bild von „Sommer" in unseren Köpfen. Und jeder von uns hat sein ganz eigenes Duftgedächtnis, das mit zahlreichen Erinnerungen und Gefühlen verknüpft ist. Aber wie genau funktioniert das überhaupt, das Riechen? Und warum ist es so wichtig? Was ist, wenn uns dieser Sinn abhandenkommt und wie viel können wir wirklich über die Nase wahrnehmen? Aus diese und viele weitere Fragen soll dieses Kapitel Antworten geben und in die spannende Welt des Riechens entführen.

1.1   Wie genau funktioniert das Riechen?

Wenn wir eine Nase betrachten, dann beurteilen wir eher die äußeren Aspekte: ist sie krumm, breit, gerade, spitz oder stupsig? Ist sie rot, knollig, hat sie einen Höcker? Wir machen uns mehr Gedanken über den ästhetischen Aspekt als über die Funktion. Leider, denn das wirklich Spannende spielt sich im Inneren ab:

1.1.1 Aufbau der Nase

Der anatomische Aufbau der Nase hat vor allem etwas mit ihrer Funktion als Atmungsorgan zu tun. Wären wir winzig klein und könnten in die Nase spazieren wie in eine Höhlenöffnung, dann hätten wir erstmal mit einem Dickicht aus dichten Nasenhaaren zu kämpfen, die ein guter Filter für kleine Partikel in der Luft sind (so gelangen sie erst gar nicht in die Lunge). Der Boden, auf dem wir uns fortbewegen würden, wäre sehr weich und glitschig und über kleine Öffnungen würde immer wieder schleimartige Flüssigkeit nachgeliefert (so wird die eingeatmete Luft angefeuchtet). In diesem Boden befänden sich Sensoren (Lymphozyten, Makrophagen, Plasmazellen, siehe auch Kap. 8), die uns sehr genau abtasten und darauf prüfen würden, ob wir überhaupt hier durchwandern dürften. Kämen sie zu dem Schluss, dass dem nicht so ist, würden sie Alarm schlagen. Der Aufstieg würde beschwerlicher werden. Gehen wir aber mal davon aus, dass uns der Zutritt gewehrt wird, kämen wir irgendwann an ein Gebilde, das vermutlich nicht wirklich an eine Muschel erinnert, aber so heißt: die Conchae nasi, die Nasenmuschel, die an den seitlichen Wänden unserer Nasenhöhle liegt und eine dünne hakenförmige, mit Schleimhaut überzogene Knochenplatte darstellt. Hiervon gibt es drei (die obere/superiore, mittlere/mediale und untere/inferiore). Würden wir uns für unseren weiteren Weg für die untere entscheiden, müssten wir uns im Verlauf teilweise sehr, sehr klein machen, obwohl wir uns in der größten der Nasenmuscheln befänden. Hier münden nämlich der Tränennasengang und ganz am Ende des Ganges auch die Tuba auditiva, die Ohrtrompete (durch die man ordentlich Luft trompetet, um den Druckausgleich hinzubekommen).

Über den mittleren Gang hätten wir eine direkte Verbindung zu den vorderen Stirnnasennebenhöhlen und den seitlichen des Oberkiefers sowie zu den Siebbeinzellen, die eine wichtige Funktion beim Riechen haben (s. u.). Die obere Nasenmuschel würde uns ebenfalls den Weg weisen zu den Siebbeinzellen, wenn auch zu den weiter hinten lokalisierten.

1.1.2 Funktion der Nase

Die Nase ist, wie schon weiter oben erwähnt, nicht nur zum Riechen da, sondern natürlich auch ein Organ der Atmung. Deswegen wird die Schleimhaut der Nase auch in zwei Bereiche eingeteilt: den atmungsrelevanten Teil (Pars respiratoria) und den für den Geruch relevanten Teil (Pars olfactoria). Das atmungsrelevante Gewebe besteht vor allem aus Flimmerepithel (Reinigung), Becherzellen (Befeuchtung) und Zellen der Abwehr (s. o.). Der für den Geruch zuständige Anteil liegt in der oberen und mittleren Nasenmuschel (Abb. 1.1) und enthält sog. Bowman-Drüsen, durch die Duftstoffe aufgelöst (und damit überhaupt wahrnehmbar) werden und die die Riechschleimhaut immer wieder „freispülen" (um Platz für neue Duftpartikel zu schaffen). Die Riechschleimhaut besteht aus unterschiedlichen Zelltypen, von denen eine Variante (die sog. Sinneszellen) an ihrem Ende winzige Riechhärchen haben. Diese Riechhärchen sind es, die mit der Atemluft und

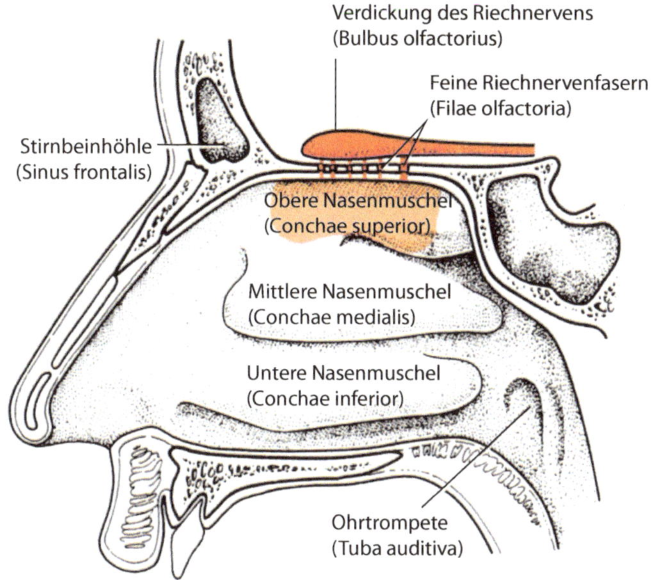

Abb. 1.1 Der Weg durch die Nase. Seitliche Nasenwand der rechten Seite. Das Riechepithel (Regio olfactoria) in der oberen Nasenmuschel ist orange, die nervalen Riechstrukturen (Bulbus olfactorius, Fila olfactoria) rot. (Modifiziert nach Zilles und Tillmann 2010)

denen in ihr vorhanden Duftmolekülen als erstes in Kontakt kommen. Allerdings kann immer nur ein bestimmtes und genau passendes Duftmolekül gebunden werden. Sie schnappen sich also die Moleküle und kleben sozusagen durch ihre eigenen Moleküle einen bestimmten Absender auf das Duftpaket, das dann seine Reise in unseren Kopf antritt. Besonders an ihnen ist, dass sie sich teilen und damit ersetzt werden können – ein wichtiger Faktor für die Regeneration der Riechschleimhaut (Kap. 9).

1.1.3 Gerüche auf- und wahrnehmen

Jedes Mal, wenn wir Luft holen, gelangen Duftstoffe in unsere Nase. Hier geht es aber zunächst nur um die „Aufnahme", nicht um das „Erkennen", um welchen Duft es sich überhaupt handelt. Dafür müssen die Duftmoleküle an das Gehirn geleitet werden.

Wir haben jetzt also ein gut verschnürtes Duftpaket mit der entsprechenden Adressierung, das zunächst über die kleinen Nervenverästelungen (Fila olfactoria, Abb. 1.1) des Riechnervens (N. olfactorius) in den Bereich des inneren Schädels gelangt. Dort landen sie in einer Art knolligen Verdickung (Bulbus olfactorius), von der eine Schnellstraße (Tractus olfactorius) zum Endhirn (Teleencephalon) verläuft. Diese Kombination aus Bulbus, Tractus und den Anteilen im Endhirn wird auch als „**Riechhirn**" bezeichnet, denn hier findet die eigentliche Erkennung der Duftstoffe statt. Auf dem Weg zweigt auch eine Verbindung zum Mandelkernkomplex (Corpus amygdaloideum) ab, also zu einem Bereich in unserem Gehirn, der mit Emotionen und Stressverarbeitung in Verbindung steht, was erklärt, warum Riechen und Fühlen eng miteinander verbunden ist (s. u.).

> **Sich gegenseitig riechen können...**
>
> Jeder kennt vermutlich den Satz, dass „man jemanden riechen kann" oder eben nicht, was so viel bedeutet wie: ich mag Dich oder ich mag Dich nicht. Der Geruch ist neben der Stimme und dem Aussehen ein weiteres wesentliches Merkmal, über das wir unser Gegenüber einordnen.

Unser körpereigener Duft setzt sich dabei aus mehreren Komponenten zusammen:

- Aus unserem ganz eigenen Körpergeruch, der uns mit in die Wiege – also die Gene – gelegt wurde und der quasi unser riechbarer genetischer Steckbrief ist (und der auch bei der Partnerwahl eine Rolle spielt. Das hängt mit bestimmten Molekülen, den sog. MHC-Molekülen zusammen, die uns verraten, wie unser Gegenüber genetisch gestrickt ist – desto unterschiedlicher sein genetisches Strickmuster zu unserem ist, umso höher ist die Anziehungskraft, denn ein bunt gemischter Genstrauss lässt auf widerstandsfähige Nachkömmlinge schließen).
- Aus Pheromonen. Pheromone sind kleine chemische Botenstoffe, mit denen auch Insekten oder Bäume untereinander kommunizieren. Sie dienen auch beim Mensch dem Austausch.
- Aus Schweiß. Unser Schweiß sorgt ebenfalls für einen uns eigenen Geruch, der sich mit den anderen, o. g. Komponenten vermischt.

Zu diesem Duftgemisch kommt meist noch das, was wir auf unsere Haut waschen, sprühen oder cremen (und was dann manchmal unsere einzigartige Duftindividualität überdeckt).

1.1.4   Schutzfunktion

In erster Linie geht es beim Riechen darum, dass wir einen weiteren Sinn nutzen können, um uns vor schädlichen Einflüssen zu schützen. Der wahrgenommene Geruch kann anziehend oder abstoßend sein. Er warnt vor Gefahren wie Feuer oder Erbrochenem (und damit infektiösen

Dingen, die uns krank machen können) und verhindert, dass wir verdorbene Lebensmittel zu uns nehmen.

Im Notfall kann der Körper direkt reagieren und es wird Husten, Niesen oder Würgen ausgelöst.

1.1.5 Duftvielfalt

Es gibt unendlich viele Düfte und Duftnuancen. Wir sind, wie der derzeitige Stand der Kenntnis ist, dazu in der Lage, mehr als eine Billion Düfte wahrzunehmen, wie der Wissenschaftler Andreas Keller von der Rockefeller University in New York im Fachjournal Science schreibt. Das sind deutlich mehr als bislang bekannt (man ging von etwa 10.000 Gerüchen aus).

1.1.6 Was ist, wenn es mit dem Riechen nicht gut klappt?

Warum **Riechstörungen** (Parosmien) zustande kommen können, kann vielfältige Gründe haben und jeder von uns kennt zumindest die kurzfristige Unfähigkeit zu riechen und zu schmecken, wenn die Nase durch eine Erkältung komplett dicht ist. Es ist also zum einen schlicht möglich, dass der Weg der eingeatmeten Luft zur Riechschleimhaut irgendwie behindert ist (z. B. durch eine Entzündung), sodass Duftmoleküle erst gar nicht dahin gelangen, wo sie wahrgenommen werden können. Aber nicht nur Entzündungen, sondern auch anatomische Besonderheiten (etwa eine schiefe Nasenscheidewand oder sehr große Polypen) können die Atmung behindern. Zum anderen gibt es den schwerwiegenderen Fall, dass die Riechschleimhaut selbst betroffen ist. Zum Beispiel kann es bei einer Schädelverletzung nach einem Unfall durch ein Schädelhirntrauma dazu kommen, dass Riechnerven gereizt oder sogar abgerissen werden. So dramatisch das zunächst klingt, besteht hier dennoch die Chance auf Heilung, denn die Riechnerven können mit der Zeit regenerieren, der Geruchssinn also zurückkehren. Giftstoffe, wie Formaldehyd, Tabakrauch, Pestizide, Kohlenmonoxid (CO) oder Kokain reizen ebenfalls die Riechschleimhaut und können so eine Riechstörung verursachen. Auch im Rahmen einer krebstherapeutischen Strahlentherapie ist eine Störung des Riechvermögens denkbar. Viral bedingte Infektionen der oberen Atemwege können auch zu einer Riechstörung führen (vermutlich durch die giftigen Stoffwechselprodukte der Viren). Arzneimitteln wie Amicacin, Methotrexat und Nifedipin können zu einer kurzfristigen Beeinträchtigung des Geruchssinns führen. Und dann wäre da noch das Altern: mit der Zeit verlieren wir ganz natürlich zunehmend unseren Geruchssinn, auch ein Grund, warum ältere Menschen manchmal nicht mehr allzu viel Appetit haben (denn ist der Geruchssinn gestört, schmeckt es gleich auch nicht mehr so gut, s. u.).

Bestimmte Erkrankungen wie Morbus Alzheimer oder Parkinson, aber auch Diabetes mellitus können zum fortschreitenden Geruchssinnverlust beitragen.

Ganz selten ist die Riechstörung tatsächlich angeboren, das heißt, dass die betroffenen Patienten seit ihrer Geburt nicht riechen können.

> **Riech-Test**
>
> Um herauszufinden, ob und wie der Geruchssinn gestört ist, gibt es Testmöglichkeiten.
>
> Zum einen gibt es die subjektive (also eigene, persönlich wahrgenommene) Geruchsprüfung, bei der man sowohl direkt den Geruchsnerven mit reinen Duftstoffen (Kaffee, Vanille, Lavendel, Zimt) testen oder über Kombinationsriechstoffe sowohl den Geruchsnerven (N. olfactorius) als auch den Gesichtsnerven (N. trigeminus/facialis) ansprechen kann. Das ist deswegen wichtig, weil bei einem vollständigen Geruchsverlust die reinen Duftstoffe nicht wahrgenommen, die kombinierten aber über einen vorhandenen Geschmackssinn etc. noch klassifiziert werden können.
>
> Zum anderen kann man über eine objektive (also von außen vorgenommene) Prüfung bei Patienten, die sich nicht selbst äußern können (beispielsweise beim Vorliegen einer geistigen Behinderung oder bei Kleinkindern), herausfinden, ob sie den Geruch wahrgenommen haben. Die Prüfung erfolgt durch die Messung der Hirnströme der Patienten mit einem EEG-Gerät, denn die beim Erkennen eines Geruches ausgelösten Strömungen können entsprechend gemessen werden.

1.2   Riechen und Fühlen

Es ist Weihnachtszeit. Sie schlendern über einen festlich geschmückten Markt. Es liegt Rindenmulch auf der Erde, Tannen sind aufgestellt, überall gibt es weihnachtliches Gebäck, Glühwein und vieles mehr. Sie riechen den Tannenduft, gebrannte Mandeln, Punsch – und haben ein Bild von Weihnachten im Kopf, sie riechen den Rauch in der eiskalten Luft und denken an Schnee.

Gerüche erzeugen nicht nur Bilder oder rufen Erinnerung in uns wach, sondern sind zusätzlich auch mit Gefühlen verbunden. Bestimmte Gerüche lassen uns glücklich sein, geborgen fühlen oder auch Ekel empfinden, Angst oder Anspannung. Manche Menschen können wir „gut riechen" (s. o.), andere überhaupt nicht.

Warum ist das so? Es gibt eine Schnellstraße zwischen unserem Riechsystem und unserem Gefühlsystem (Abschn. 1.1.3), die – wenn wir einen Geruch mit einem bestimmten Gefühl wahrnehmen – dafür sorgt, dass hier ein Bund fürs Leben geschlossen wird. Erinnern wir den Duft, erinnert uns der Duft an das Gefühl.

Schon im Mutterleib (etwa ab der 28. Schwangerschaftswoche) können wir riechen und das, was die Mutter als positiven Duft empfunden hat, für uns als gut speichern. In der Kindheit sammeln und speichern wir weiter viele Gerüche und die damit in der damaligen Situation verbundenen Gefühle. Dabei entwickelt jeder seine eigenen Duftvorlieben, sein eigenes Duftgedächtnis, und das, was für den einen gut riecht, kann für den anderen ekelerregend sein.

Dabei steuert diese emotionale Komponente auch unbewusst unser soziales Leben. Bestes Beispiel berichtet Thomas Hummel, der das Zentrum „Riechen und Schmecken" der TU Dresden leitet: die weibliche Träne. Thomas Hummel erklärt: „Wenn eine Frau weint, sinkt die Libido bei den Männern in der Umgebung um bis zu 80 %." Ein chemisches Signal, das nicht bewusst wahrgenommen wird, unser Empfinden jedoch in hohem Maß beeinflusst.

Übung macht den Meister

Tatsächlich ist es nicht nur so, dass Gerüche Gefühle hervorzaubern, sondern auch eine Verbindung zwischen Gefühl und Geruch trainiert werden kann: Wenn ich glücklich bin und an einem Duft rieche, prägt sich das mit der Zeit in meinem Geruchsgedächtnis ein. Nach und nach wird sich der Effekt umkehren und der Duft wird ein Glücksgefühl auslösen.

Heilende Wirkung

Wir nehmen Düfte nicht nur über die Nase auf und wahr, sondern z. B. auch über die Haut. Das Düfte dabei heilende Wirkung entfalten können, ist für viele ätherische Öle bekannt und wird als Aromatherapie bezeichnet. So wirkt das Linalool des Lavendelöls etwa schlaffördernd, das Eugenol des Nelkenöls antibakteriell/-viral und schmerzlindernd. Sandelholz aktiviert die Hautheilung (Abschn. 1.3.1), Prostatakrebszellen reagieren auf Veilchenduft (Abschn. 1.3.1).

1.3 Wussten Sie eigentlich schon…

1.3.1 …dass nicht nur Ihre Nase, sondern im Grunde Ihr ganzer Körper riechen kann?

Ja, unglaublich aber wahr! Alle untersuchten menschlichen Gewebe wiesen ein bestimmtes Muster von Riechrezeptoren (zwischen 2 und 70 der 350 in der Nase vorkommenden Rezeptoren) auf. Bei einigen ist die Funktion aufgeklärt: So führt die Aktivierung des Sandelholzriechrezeptors in menschlichen Stachel-/bzw. Hornzellen (Keratinozyten), die dafür zuständig sind, die schützende Hornschicht der obersten Hautschicht herzustellen, dazu, dass diese Zellen sich schneller vermehren und mehr Hornsubstanz herstellen. Bei Wunden hat das zur Folge, dass die Heilung rascher voranschreitet, denn Keratinozyten sind daran beteiligt, eine Wunde zu verschließen, weil sie Stein für Stein (besser gesagt Hautschuppe für Hautschuppe) eine Hautmauer aufbauen.

Ein weiteres Beispiel ist das Riechvermögen der Prostata: Forscher der Ruhr-Universität Bochum fanden heraus, dass die Prostata auf Veilchenduft „reagiert", weil das entsprechende Duftmolekül einem Stoffwechselprodukt des Hormons Testosterons ähnelt (und für dieses Hormon ist die Prostata empfindlich).

1.3.2 …dass möglicherweise ein Zusammenhang besteht zwischen Riechen und unerfülltem Kinderwunsch?

Ja, richtig gelesen. Allerdings geht es hier nicht um das Riechen durch die Nase, sondern um den Geruchssinn der Spermazellen. Es gibt weltweit etwa 70 Mio. Paare (in Deutschland sind es eine halbe Million), die gerne Kinder hätten, diese aber nicht einfach so bekommen können. Bei 10–20 % ist der Grund ungeklärt, denn eigentlich ist bei Frau und Mann alles im „Normbereich". Trotzdem klappt es nicht mit dem Schwangerwerden. Es wird diskutiert, ob das an einer Störung in den „Nasen" der Spermien liegt: In menschlichen Spermien findet man eine Reihe von Riechrezeptoren (> 20). Die Flüssigkeit der Frau besitzt hingegen Duftmoleküle, die dazu in der Lage sind, diese Rezeptoren zu aktivieren und dadurch Einfluss auf Schwimmrichtung und Schwimmgeschwindigkeit der Spermien zu nehmen.

1.3.3   …dass Gerüche nicht nur Gefühle erzeugen, sondern man Gefühle auch riechen kann?

Es gibt mittlerweile etliche Studien und Versuche, die belegen, dass wir über den Geruch anderer Menschen dazu in der Lage sind, ihre Gefühle wahrzunehmen, gerade, wenn es um Angst oder Ekel geht. So haben Forscher der Universität Utrecht den Versuch unternommen, mehreren Männern Ausschnitte aus Horrorfilmen sowie einer Fernsehserie, in der die Darsteller teils ekelerregende Mutproben auf sich nahmen, zu zeigen und sammelten ihren Achselschweiß mithilfe kleiner Saugpolster (keine besonders schöne Vorstellung, aber was nicht alles im Dienste der Wissenschaft…). Stücke dieser Polster hielten sie später insgesamt 36 Frauen unter die Nase, während diese einen Bildschirm nach verschiedenen Objekten absuchten. Dabei zeichneten sie die Aktivierung einzelner Gesichtsmuskeln, die Augenbewegungen und die Nasenatmung der Teilnehmerinnen auf. Dabei stellte sich heraus, dass der Geruch von Schweiß verängstigter Männer dazu führte, dass die Frauen unwillkürlich den Augenbrauenmuskel, der für das Hochziehen der Augenbrauen (wie bei einer Angstreaktion auch) zuständig ist, aktivierten und die Atmung wurde tiefer, die Blicke auf die Objekte hektischer. Bei Schweiß angewiderter Männer hingegen wurde bei den Frauen der Oberlippenmuskel aktiviert, so wie es bei einem angeekelten Gesichtsausdruck auch ist. Diese Reaktionen fanden statt, ohne, dass die Frauen es merkten. Es ist also zu vermuten, dass wir unbewusst viel mehr über Gerüche wahrnehmen als wir denken und dass dadurch auch unser Verhalten verändert wird (bei Wahrnehmung von Angst z. B. eine erhöhte Konzentrationsfähigkeit und erhöhte Schreckreflexe – eben, um den Feind bzw. den Auslöser der Angst abzuwehren).

1.3.4 ...dass der Geruch sein eigenes Gedächtnis hat?

Geruchseindrücke bleiben besonders gut im Gedächtnis, aber nur dann, wenn sie mit einem emotionalen Erlebnis oder emotionsträchtigen Erinnerungen verbunden sind (s. u. Proust Phänomen). Die Geruchsqualitäten werden über lange Zeitintervalle erinnert und bleiben fast unverändert im Gedächtnis. Der Geruch setzt sich damit ganz deutlich von anderen Sinneseindrücken ab, die nicht ohne weiteres auf diese Art „im Gedächtnis bleiben".

Der Proust-Effekt – auch Madeleine-Effekt – beschreibt das Phänomen, dass wir durch einen bestimmten Geruch oder Geschmack wieder an Dinge aus der Vergangenheit erinnert werden, als wäre es „gestern gewesen". Dieser Effekt heißt so, weil in Marcel Prousts Roman „Auf der Suche nach der verlorenen Zeit" die Hauptperson an frischem französischem Gebäck (Madeleines) riecht und von Erinnerungen überrollt wird.

Schmecken

Inhaltsverzeichnis

> „Geschmäcker sind verschieden", „Über Geschmack lässt sich nicht streiten." „Jeder nach seinem Geschmack." – der eine empfindet Kalbszunge als eine Delikatesse, dem nächsten wird schon bei dem Gedanken daran schlecht. Der eine liebt Spinat, der nächste Schnecken. So mannigfaltig unsere Fähigkeit, Geschmäcker wahrzunehmen, so unterschiedlich sind auch unsere Vorlieben. Aber wie kommt es, dass wir überhaupt so viele Geschmacksrichtung unterscheiden können? Und warum vergeht uns buchstäblich der Geschmack, wenn uns eine Erkältung einholt und die Nase dicht sitzt?

2.1   Wie funktioniert das Schmecken?

Schmecken, das hat vor allem etwas mit unserer Zunge zu tun, denn auf ihr befinden sich die kleinen Geschmacksknospen, die wichtig sind, um gelöste Geschmacksstoffe überhaupt wahrzunehmen.

2.1.1 Aufbau der Zunge

Die Zunge hat eine Unterseite und einen Zungenrücken, auf den wir blicken, wenn uns jemand die Zunge rausstreckt. Dieser Zungenrücken ist, wenn man es sich mal genauer im Spiegel anschaut, übersät mit zahlreichen Unebenheiten, kleineren und größeren „Dellen". Diese Dellen werden auch als Papillen bezeichnet, von denen es unterschiedliche Varianten gibt (Abb. 2.1):

- **Fadenpapillen** (Papillae filiformes): Diese Dellen kommen am häufigsten vor und finden sich quasi überall

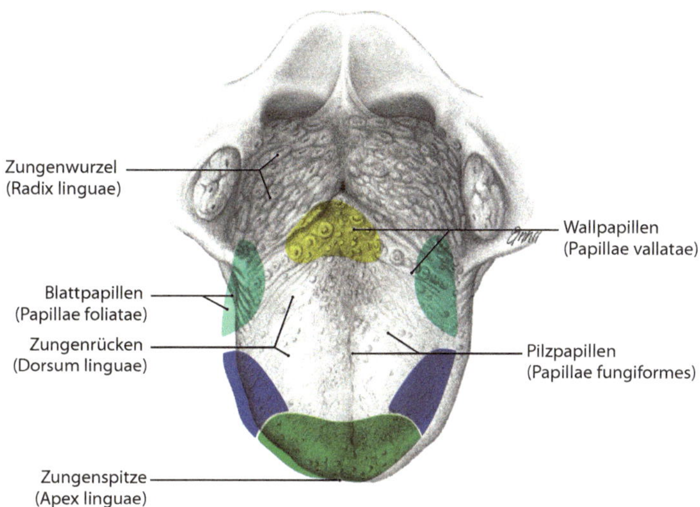

Abb. 2.1 Anatomischer Aufbau des Zungenrückens und Zungen-wurzel mit Geschmacksknospen und Lokalisation der 5 Hauptge-schmacksrichtungen. (Modifiziert nach Zilles und Tillmann 2010)

auf dem Zungenrücken. Sie dienen vor allem dem besseren „Gripp" der Nahrung auf der Zunge und der mechanischen Aufgabe des Tastens.

- **Pilzpapillen** (Papillae fungiformes): Diese finden sich in erster Linie an der Zungenspitze und am Zungen-rand (Abb. 2.1) und enthalten Geschmacksknospen.
- **Blattpapillen** (Papillae foliatae): Sie finden sich vor-nehmlich am Zungenrand am hinteren Drittel der Zunge und enthalten ebenfalls Geschmacksknospen.
- **Wallpapillen** (Papillae vallatae): Diese größte Papil-lenform findet sich im hinteren Zungenbereich an der Zungenwurzel und dient vor allem der Geschmacks-wahrnehmung.

2.1.2 Funktion der Zunge

Die Zunge hat viele verschiedene Aufgaben, auch wenn man als erstes vielleicht nur an die Geschmacksempfindung denken mag. Aber wenn Sie Antworten auf folgende Fragen suchen, wird klar, dass die Zunge viel mehr kann:

1. Wäre das Trinken aus einem Strohhalm ohne Zunge möglich?
2. Wie kommen die Speisen beim Kauen von links nach rechts und wieder zurück?
3. Wie gelangt das Essen vom Mundraum in den Schlund?
4. Wäre ein klares und deutliches Sprechen ohne Zunge möglich?
5. Würden wir ohne die Zunge kleine Splitter und andere feste, vielleicht nicht wirklich für uns gute Bestandteile in der Nahrung wahrnehmen?
6. Hätten wir ohne die Zunge eine so gute Abwehr?

Diese, eigentlich eher rhetorischen Fragen zeigen: Die Zunge macht so viel mehr als nur Schmecken, sie ist im wahrsten Sinne ein Multitasking-Saug-, -Greif-, -Mahl-, -Schluck- und -Sprechorgan. Sie hilft beim Tasten und dient der Abwehr, denn sie ist reich an lymphatischen Gewebe (Kap. 8).

2.1.3 Geschmacksempfindung

Durch das Kauen und den Speichel lösen sich chemische Stoffe aus der Nahrung. Diese werden dann vom Mund aufgenommen. Aber, wieso redet man eigentlich von Geschmacksknospen und nicht von Geschmacksbällen oder -würfeln? In den oben beschriebenen Geschmackspapillen (aber auch in der Mundhöhle und im Rachen) gibt es kleine Geschmackszellen, in denen der eigentliche Prozess des Schmeckens stattfindet, der sehr komplex ist. 20–30 dieser kleinen Zellen bilden zusammen eine Geschmackssinneseinheit, die in ihrer Form an eine Blütenknospe erinnert. Sie haben daher den Namen Geschmacksknospe erhalten. In diesen Knospen befinden sich kleine Vertiefungen (Geschmacksporus), die mit Flüssigkeit gefüllt sind, die dazu dient, die chemischen (Geschmacks-)Stoffe ins Innere der Knospe zu spülen. Dort sind viele kleine Härchen (Mikrovilli), in denen sich die Chemorezeptoren befinden, die für die eigentliche Wahrnehmung von „Geschmack" zuständig sind. Haben die Rezeptoren die Informationen über den Geschmack gesammelt, werden diese weitergeleitet über Nervenfasern zum Gehirn. Dort werden sie ausgewertet und mit den Informationen vom Geruchssinn zusammengebracht (Abschn. 2.3.1).

Wenn der Geschmack fehlt...

Es gibt unterschiedliche Varianten, bei denen es zu einer Störung oder sogar zu einem kompletten Verlust des Geschmackssinns kommt:

- Ist das Geschmacksempfinden abgeschwächt, spricht man von einer Hypogeusie.
- Ist das Geschmacksempfinden verstärkt, spricht man von einer Hypergeusie.
- Ist das Geschmacksempfinden verändert, spricht man von Parageusie.
- Wird ein Geschmack wahrgenommen, ohne dass ein Geschmacksreiz (also Essen im Mund) vorhanden war, spricht man von Phantogeusie (Abschn. 2.3.2).
- Fehlt die Geschmacksempfindung komplett, spricht man von einer Ageusie.

Warum es zu Geschmacksstörungen kommt, kann vielfältige Ursachen haben, z. B. kann die Funktion der Geschmacksknospen gestört sein (durch Infektionen oder eine Strahlentherapie im Mundbereich, Autoimmunerkrankungen, Medikamente, Zigarettengifte, Alkohol, Diabetes etc.) oder die Weiterleitung/Verarbeitung im Gehirn (durch z. B. Entzündungen, Verletzungen, Tumore, degenerative Erkrankungen).

2.2 Geschmäcker sind verschieden

Im Grunde war und ist Geschmack in erster Linie etwas, was weniger mit Genuss als mit Überleben zu tun hatte: Nur durch den Geschmack konnten wir beurteilen, ob eine Nahrung noch genießbar war oder verdorben und damit für uns potentiell (lebens-)gefährlich. Wir aber verbinden das Wort „Geschmack" eher mit leckeren Speisen, mit dem letzten schlechten Essen beim Italiener, mit dem Festtagsbraten zu den Feiertagen.

Der Mensch kann viele tausende verschiedene Geschmäcke ausmachen, es gibt jedoch 5 Hauptgeschmacksrichtungen, auf die unsere Geschmackszellen spezialisiert sind und die auch – mehr oder weniger fest – mit bestimmten Orten auf der Zunge verbunden sind (Abb. 2.1, Tab. 2.1):

Scharf

Scharf ist keine Geschmacksrichtung. Scharfe Lebensmittel lösen keinen Geschmack aus, sondern Schmerz und Hitzeempfinden.

Wer welchen Geschmack hat oder entwickelt, hat unterschiedliche Gründe. Von klein auf sind wir aber alle eher auf „süß" gepolt, denn die Muttermilch ist durch ihren Anteil an Milchzucker unsere erste Wahrnehmung von „süß = gut". Einen wesentlichen Anteil an unseren Geschmacksvorlieben und -vermögen haben aber auch unsere Gene, also die Vererbung. Manche Menschen schmecken tatsächlich intensiver, denn sie haben mehr Geschmacksknospen als andere. Und auch, was wir gerne mögen, soll laut Studien wesentlich davon abhängig sein, was die Gene uns mit in die Wiege gelegt haben.

Neben dieser „Veranlagung" spielt sicher auch die „Umwelt" eine entscheidende Rolle: So werden je nach Kulturkreis bestimmte Speisen als zu scharf oder eben nur gut gewürzt empfunden. Auch das, was wir als angenehm aus der Kindheit erinnern, spielt eine Rolle: Welche Speisen mochten wir gerne? Welche mussten wir erzwungenermaßen probieren?

Tab. 2.1 5 Hauptgeschmacksrichtungen

Geschmacksrichtung	Empfindung/Bewertung	Lokalisation auf der Zunge (Abb. 2.1)[a]
Süß	Wird als positiv wahrgenommen, da dadurch dem Körper Energie in Form von Zuckern zugeführt wird	Zungenspitze
Salzig	Wird als positiv wahrgenommen, da dadurch dem Körper Salz und Elektrolyte zugeführt werden	Seitliche Zungenregion, mittlerer/vorderer Anteil
Saures	Wird eher als negativ bewertet, da es Hinweis sein kann auf verdorbenes oder giftiges Essen	Seitliche Zungenregion, mittlerer/mittlerer Anteil
Bitteres	Wird eher als negativ bewertet, da es Hinweis sein kann auf verdorbenes oder giftiges Essen	Hinteres Drittel, Zungenwurzel/-grund
Umami (herzhaft-würzig)	Wird eher als positiv bewertet, da der würzige Geschmack wichtige Komponente von Fleisch/Käse ist und dem Körper Eiweiß liefert	Zungenmitte

[a]Mittlerweile geht man davon aus, dass die 5 Hauptgeschmacksrichtungen in allen Bereichen der Zunge wahrgenommen werden können, ausgenommen der Richtung „bitter", die vor allem im hinteren Drittel der Zunge lokalisiert ist.

2.3 Wussten Sie eigentlich schon...

2.3.1 ...dass eigentlich unsere Nase den Geschmack ausmacht?

Es ist Winter, Erkältungszeit, und auch Sie haben eine laufende oder wahlweise verstopfte Nase. Sie haben sich eine schöne warme Hühnersuppe gekocht und freuen sich richtig auf das wohltuende Gericht, aber schon nach dem ersten Löffel vergeht Ihnen buchstäblich der Appetit: Sie können nichts mehr schmecken. Warum? Ihre Zunge ist doch gesund! Der Geschmack entsteht aus mehreren Sinneseindrücken, von denen die über die Zunge wahrgenommenen nur eine Komponente darstellen. Auch der Geruch fließt in die Geschmackswahrnehmung mit ein, erst durch ihn entsteht ein Aroma. Beides – Geruch und Geschmack – ist mit dem unwillkürlichen Nervensystem verbunden und damit mit den Gefühlen. Das hat durchaus auch schützende Funktionen. So kann ein schlechter Geschmack oder Geruch Erbrechen und Übelkeit hervorrufen. Als appetitlich empfundene Aromen regen hingegen die Bildung von Speichel und Magensäften an.

2.3.2 ...dass es Geschmackshalluzinationen gibt?

Wie schon in Kap. 1 und in diesem Kapitel beschrieben, besteht auch eine Verbindung von Geschmacks- und Geruchsempfindungen zum Mandelkern (Corpus Amygdala), ein wichtiger Teil des limbischen Systems, in dem unsere Gefühle, Stimmungen, Triebe etc. verortet werden. In diesem kleinen Kern können auch Aus- bzw. Anfälle vorkommen, was dann u. a. zu Geschmacks- und Geruchsempfindungen führen kann.

2.3.3 …dass Fett ein wichtiger Geschmacksträger ist?

Viele Aromastoffe und Vitamine sind „fettliebend" (lipophil), was in dem Fall bedeutet, dass sie sich an Fett binden und so z. T. überhaupt auch erst aufgenommen werden können im Körper (das gilt zum Beispiel für die Vitamine E, D, K, A). Fett wird deswegen auch als Geschmacksträger bezeichnet, der in Form von Butter oder dem „Schuss Sahne" den Geschmack einer Speise intensiver macht.

3

Sehen

Inhaltsverzeichnis

© Springer-Verlag GmbH Deutschland, ein Teil von
Springer Nature 2018
M. Kahl-Scholz, *Mensch! Erstaunliches über den Körper,*
https://doi.org/10.1007/978-3-662-56155-3_3

> Sehen – einer unserer wichtigsten Sinne. Mit ihm sind wir in der Lage, uns zu orientieren, Gefahren und Gefühle wahrzunehmen. Einige von uns sehen einwandfrei, andere brauchen eine Sehhilfe, einige müssen sogar lernen, ohne diesen Sinn auszukommen. Aber wie entsteht überhaupt das Sehen? Was ist Farben-, was Nachtblindheit? Und warum hat die Einstrahlung des Sonnenlichts einen Einfluss darauf, ob wir gut oder schlecht sehen können? Das vorliegende Kapitel gibt auf diese und weitere Fragen spannende Antworten.

3.1 Aufbau des Auges

Unser Auge ist, genauso wie das Sehen an sich, eine hochkomplexe Angelegenheit. In vielerlei Hinsicht gleicht unser Auge tatsächlich im Aufbau (Abb. 3.1) einem Fotoapparat, besser gesagt einem alten Fotoapparat, der noch mit Film funktioniert, und seinen Einzelteilen. Tab. 3.1 macht deutlich, wie genau das zu verstehen ist.

Das, was wir von außen vom Auge wahrnehmen, ist zunächst viel weiß: die **Lederhaut** (Sclera). Sie besteht aus vielen, sehr robusten Fasern, die gut dazu geeignet sind, das Auge zu schützen und in Form zu halten. Wir sehen die Augenfarbe, die durch die **Regenbogenhaut** (Iris) gebildet wird. Sie kann viele unterschiedliche Farben von blau über grün bis hin zu braun oder grau annehmen. Tatsächlich kommen viele Babys zunächst mit blauen Augen zur Welt. Das liegt daran, dass am Anfang der Farbstoff **Melanin** noch wenig in der Regenbogenhaut vorhanden ist. Diesen Farbstoff tragen wir ebenfalls in unserer Haut, er bestimmt unsere Hautfarbe und damit auch unseren „Sonnenschutz" – denn desto dunkler unsere Haut, umso

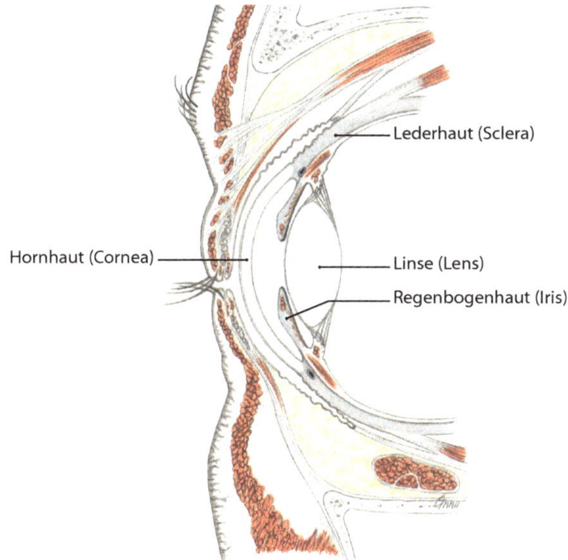

Abb. 3.1 Schnitt durch den vorderen Augenabschnitt und die Lider. (Modifiziert nach Tillmann 2017)

Tab. 3.1 Das Auge als Fotoapparat. (Modifiziert nach Lippert 2017)

Bestandteil des Fotoapparates	Entsprechung am Auges
Außengehäuse	Lederhaut (Sclera) und Augenhöhle (Orbita)
Objektivkappe	Lider (Palpebrae)
Blende	Regenbogenhaut (Iris), Pupille
Objektiv	Hornhaut (Cornea), Augenlinse (Lens)
Zoom	Strahlenkörper (Corpus ciliare)
Film/Speicherkarte	Netzhaut (Retina)

schwieriger hat es die Sonnenstrahlung, Schaden anzurichten (Melanin wandelt fast 100 % der Strahlungsenergie in harmlose Wärme um). Allerdings kommen in Ländern mit hoher Sonnenstrahlung bzw. dunkelhäutigeren Bewohnern Kinder auch schon mit z. B. braunen Augen zur Welt. Nach 6–12 Monaten hat sich aber meist bei allen die endgültige Augenfarbe herausgebildet. (Tatsächlich kann die Iris auch ganz fehlen, man spricht von einer „Aniridie", eine sehr seltene genetische Erkrankung. Die Augen sind dann im Bereich der Iris komplett schwarz bzw. weisen allerhöchstens eine Art „Restring" der Regenbogenhaut auf.) Im Inneren der Regenbogenhaut können wir einen schwarzen Kreis, die **Pupille,** wahrnehmen. Sie ist im Grunde nichts anderes als eine Öffnung in der Regenbogenhaut, durch die Licht in unser körpereigenes Kamerasystem einfallen kann, damit Bilder entstehen. Regenbogenhaut und Pupille bestimmen, wie viel Licht in das Auge fallen kann. Fällt viel Licht in das Auge (werden wir also geblendet), dann stellt sich die Regenbogenhaut sozusagen schützend vor das lichtempfindliche Innere des Auges und verengt sich: die Pupille erscheint manchmal stecknadelkopfklein. Ist es eher dunkel-dämmrig, weitet sich die Regenbogenhaut und lässt mehr Licht für ein besseres Sehen in unser Bildwahrnehmungssystem.

Sympathisch oder nicht

Aber nicht nur der Lichteinfall, auch unsere Gefühle regulieren die Größe der Pupille. Das hat etwas damit zu tun, dass die für das Eng- und Weitstellen zuständigen Muskeln mit dem sympathischen System verbunden sind. Wird dieses aktiviert, gehen in unserem Körper die Alarmglocken los, die Atmung wird schneller, die Gefäße stellen sich weiter, auch in die Lunge passt mehr Luft, denn das Grundprinzip, das hinter dem **Sympathikus** steckt, heißt „fight or flight" – sieh zu, dass Du kämpfst oder die Beine in die Hand nimmst und fliehst, was ganz, ganz früher sicher sehr wichtig wahr, wenn man an den vielzitierten Säbelzahntiger denkt. Für beides – Flucht und Kampf – stellt der Körper alle vorhandenen Ressourcen zur Verfügung bzw. unter Schutz, was im Fall der Sehkraft bedeutet: Augen auf! (oder eben: Pupille weit). Der **Parasympathikus** entgegen sorgt für alles, was unter das Motto „Rest and digest", also Ausruhen und erst mal Verdauen fällt. Pause bitte, „Augen zu": Die Pupille stellt sich eng.

Der Grund übrigens, warum wir beim Fotografieren gerne mal leuchtend rote Pupillen haben (auch „Rote-Augen-Effekt" genannt), ist, dass die gut durchblutete **Aderhaut** (Choroidea) im Inneren des Auges sichtbar bzw. wiedergespiegelt wird. Sie liegt zwischen Netz- und Lederhaut und ist wichtig für die Ernährung des Auges.

Schauen wir seitlich auf das Auge, fällt auf, dass vor der Regenbogenhaut noch eine durchsichtige, nach vorn ausgebeulte Delle eingebaut ist: die **Hornhaut** (Cornea) mit der dahinterliegenden mit Kammerwasser gefüllten Augenkammer. Die Hornhaut hat im Grunde zwei Funktionen: Sie schützt das Auge, trägt aber zu 2/3 auch zu seiner Brechkraft bei.

Brechkraft

Unter der **Brechkraft** versteht man die Fähigkeit (die die Hornhaut besitzt), das Licht in einen anderen Winkel abzulenken oder anders ausgedrückt: „zu brechen". Nur so gelangt das Licht gebündelt auf unsere Netzhaut und ein Bild kann entstehen (Abschn. 3.2).

All das, was wir von außen sehen können, macht aber noch nicht alles aus, was das Auge dafür braucht, um ein funktionstüchtiges Organ zu sein:

Der **Strahlenkörper** (Corpus ciliare) befindet sich im Inneren jeweils seitlich neben der Regenbogenhaut und kann sich zusammenziehen bzw. entspannen. Dadurch wird die Iris geweitet oder verengt, viel Licht tritt ein oder wenig (s. o.). In der Fachsprache redet man auch von der Akkommodation (was so viel wie „Anpassung" oder „Anlegung" heißt – beim Auge an den Lichteinfall).

Weiterhin ist natürlich die **Augenlinse** (Lens) immens wichtig, denn hier findet das andere 1/3 der Lichtbrechung statt. Sie liegt hinter der Regenbogenhaut und schließt damit die hintere Augenkammer ab. In ihr – genau wie in der Hornhaut – gibt es nichts, was das klare Sehen stören kann – keine Gefäße, keine Nerven. Mit dem Alter, durch Medikamente, Strahleneinwirkungen (und in seltenen Fällen auch angeboren) etc. kann es zu Trübungen der Linse kommen, zum sog. grauen Star.

Grauer und grüner Star

Vom **grauen Star** (oder fachsprachlich Katarakt) spricht man dann, wenn es zu Trübungen in der Linse und damit verbunden zum schlechteren Sehen kommt. Die Erkrankung kann bis zur Erblindung fortschreiten, deswegen wird häufig zu einer Operation geraten, bei der die eigene Linse durch eine künstliche klare Linse ausgetauscht wird.

Der **grüne Star** hingegen hat mit der Linse gar nichts zu tun, sondern mit dem Sehnerv. Kommt es zu einem erhöhten Druck im Auge (z. B. dadurch bedingt, dass die Kammern, die mit Wasser gefüllt sind, eine Abflussstörung haben = Glaukom), nimmt der Druck auf die Netzhaut und den Sehnerven immer mehr zu. Sehstörungen entstehen, es kann ebenfalls zur Erblindung kommen. Im akuten Glaukomanfall hat die Pupille einen grünlichen Schimmer, daher der Name. Wichtigste Therapie ist es, erst einmal den Druck zu senken. Liegt eine Abflussbehinderung vor, werden Medikamente verabreicht, die so tun, als seien sie der Parasympathikus persönlich und die Pupille engstellen. Dadurch entspannt sich der oben erwähnte Strahlenkörper und lässt mehr Platz für den Abfluss des Kammerwassers. Es kann aber auch sein, dass das gesamte Netzwerk einfach zu eng gebaut ist und es über die Jahrzehnte zu einem stetig steigenden Druck kommt. Dann ist die Operation bzw. Laserbehandlung ein therapeutischer Weg.

Hinter der Linse befindet sich der **Glaskörper** (Corpus vitreum), der schön stabil alles da hält, wo es hingehört. Ab und an können kleine Kristalle aus Cholesterin durch ihn hindurchschweben, was wir als kleine graue Mücken (Mouches volantes aus dem Französischen für fliegende Fliegen) wahrnehmen können, die aber harmlos sind.

Was noch als besonders am Aufbau des Auges erwähnt werden soll, ist ein wesentlicher Unterschied, den es zu einem Kamerasystem gibt: unser „bildgebendes Material", die Fotorezeptoren der Netzhaut, ist dem Licht abgewandt (in der Kamera ist das genau andersherum, der Bildträger ist dem Licht zugewandt). Man spricht von einem **invers** (also nach innen) **gebauten Auge.** Die lichtabsorbierende Pigmentschicht ist quasi etwas versteckt, sodass das einfallende Licht zuerst durch andere Schichten der Netzhaut hindurch muss, bevor sie die Fotorezeptoren erreicht. Das hat sich im Laufe der Entwicklung so ergeben, hat also einerseits seinen Grund in der Embryonalentwicklung.

Andere Gründe werden darin gesehen, dass so die Foto-rezeptoren in unmittelbarer Nähe zu der gefäßreichen Aderhaut liegen, die sie ernähren kann. So müssen keine Gefäße in die Rezeptoren selbst einsprießen, die eventuell stören würde. Ein weiterer Erklärungsansatz ist der, dass das Auge eine bessere Anpassung an die Lichtverhältnisse vornehmen kann, da die Fotorezeptoren in unterschiedli-chen Abständen in dunkles Pigment eingehüllt sind (s. u.).

3.2   Wie das Sehen funktioniert

Um das Sehen zu verstehen, müssen wir uns die **Netzhaut** (Retina) und den **Sehnerven** (N. opticus) genauer – pas-senderweise – anschauen.

Die Netzhaut liegt zwischen der gut durchbluteten Aderhaut (durch die sie versorgt wird) und dem Glaskör-per. Wie schon beschrieben ist die Netzhaut so aufgebaut, dass die lichtsensiblen Zellen sozusagen in die falsche, dem Licht abgewandte Richtung blicken. Insgesamt hat die Netzhaut 10 Schichten! Und in einigen dieser Schichten haben sich die sog. Photorezeptoren versteckt, von denen die Stäbchen- und die Zapfenzellen die wichtigste Rolle spielen (Abb. 3.2). Die Stäbchenzellen sind diejenigen, die für Hell- und Dunkelwahrnehmung zuständig sind, wäh-rend die Zapfenzellen farbempfindlich sind. Man geht davon aus, dass wir eigentlich nur drei Pigmente haben (Rot-, Grün- und Blauzapfen), die dann wie im Kunstun-terricht zu allen weiteren Farben gemischt werden.

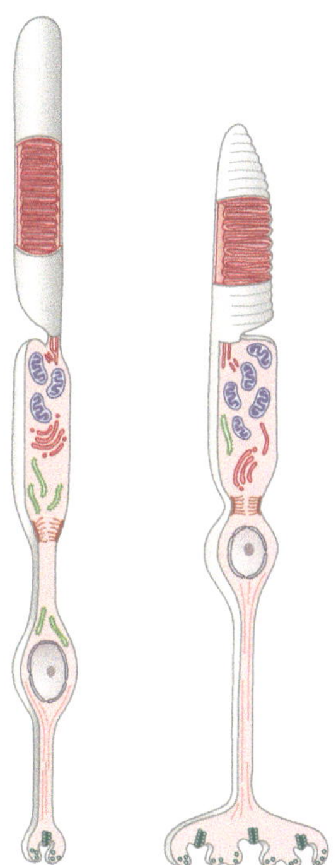

Abb. 3.2   Stäbchen – und Zapfenzelle. Die Stäbchenzelle ist links, die Zapfenzelle rechts. (Modifiziert nach Zilles und Tillmann 2010)

Farben- und Nachtblindheit

Bei der **„Farbenblindheit"** handelt es sich meist um eine „Rot-Grün-Schwäche", bei der die entsprechenden Zapfenzellen defekt sind und so auch die damit verbundenen, gemischten Farben nicht mehr wahrgenommen werden können. Rot und Grün kann nicht mehr unterschieden werden (was im Straßenverkehr natürlich fatale Folgen haben kann). Häufig wird diese Erkrankung vererbt und nicht immer gleich erkannt – ein Grund, warum in den U-Untersuchungen an Kindern auch mittels Farbkarten geprüft wird, ob eine derartige Sehschwäche vorliegen könnte.

Bei der **Nachtblindheit** kommt es durch eine Funktionsstörung oder den vollständigen Ausfall der Stäbchen dazu, dass eine Hell- und Dunkelwahrnehmung nicht mehr richtig stattfinden kann, man ist in der Dämmerung und erst recht im Dunkeln kaum orientierungsfähig. Diese Erkrankung kann angeboren sein oder z. B. durch einen Vitamin-A-Mangel oder eine Degeneration der Netzhaut (Retinopathia pigmentosa) kommen.

Von den Zapfenzellen haben wir nicht so viele wie von den Stäbchen (Verhältnis 20:1), wir reagieren also auf Veränderungen der Helligkeit sensitiver als auf farbliche Wahrnehmungen.

Blinder und gelber Fleck

Es gibt zwei Stellen auf der Netzhaut, die sind besonders spannend: der blinde und der gelbe Fleck.

Der **blinde Fleck** heißt so, weil er genau das ist: unsere Achillessehne des Auges, wir können hier schlicht nichts sehen, weil an dieser Stelle der Sehnerv ein- bzw. austritt, wir haben hier weder Zapfen noch Stäbchen. Das, was beim Auto der tote Winkel ist, ist in unserem Auge genau dieser Punkt. Das ist aber nicht weiter schlimm, wir bemerken diesen „blinden Fleck" im Alltag nicht, da beim Sehen mit beiden Augen die blinden Flecken durch das jeweils andere Auge ausgeglichen werden und das Gehirn, selbst wenn wir nur mit einem Auge schauen, den Ausfall ersetzt. Wer aber trotzdem mal testen möchte, ob es den blinden Fleck wirklich gibt, der kann folgendes ausprobieren: Man nehme zwei etwa 2 × 2 cm große Stückchen Papier, auf das eine malt man ein Kreuz und auf das andere einen roten oder andersfarbigen Punkt. Jetzt schließt man das linke Auge und schaut mit dem rechten konzentriert auf das Kreuz. Den Kreis-Zettel hält man rechts neben den Kreuz-Zettel und bewegt ihn langsam weiter nach rechts – dabei aber weiterhin das Kreuz fixieren. Etwa 10 cm vom Kreuz entfernt verschwindet plötzlich der farbige Kreis, er ist einfach weg! Voilà: Sie haben Ihren blinden Fleck gefunden.

Der **gelbe Fleck** (Macula lutea) liegt mittig in der Netzhaut und erscheint tatsächlich in einer gelblichen Farbe als leichte Versenkung bzw. Grube. Hier ist die Stelle des „schärfsten Sehens", das Bild wird so exakt wie möglich wiedergegeben. Es gibt hier quasi nur Zapfen, die das Tageslicht benötigen, um farbempfindlich reagieren zu können (oder können Sie nachts Farben voneinander unterscheiden?), und keine Stäbchen, die für das Sehen in der Nacht wichtig sind. Das ist der Grund, warum man im Dunkeln nicht gut scharf sehen kann. Schaut man aber ein wenig an einem Gegenstand vorbei, fällt das wenige Licht nicht auf den gelben Fleck, sondern auf den Netzhautbereich drumherum, der mit vielen Stäbchen ausgestattet ist: wir sehen den Gegenstand deutlicher. Auch hierzu einen Versuch: Suchen Sie sich am nächtlichen Sternenhimmel einen Stern aus, vielleicht nicht gerade die hellleuchtende Venus, sondern einen etwas schwächeren Stern. Schauen Sie ihn sich direkt an und wandern Sie danach mit ihrem Blick an einen Punkt, der leicht neben diesem Stern liegt: Sie werden feststellen, dass der Stern nun „aus den Augenwinkeln" heller und deutlich erkennbarer wirkt.

Werden nun die Stäbchen und Zapfen erregt, kommt es über chemische und elektrische Impulsweiterleitungen dazu, dass der Sinneseindruck weitergegeben wird. Dabei spielen auch noch Zellen eine Rolle, die den Kontrast verstärken, einige von ihnen reagieren auf Licht, andere nicht (sog. ON- und OFF-Zellen), dadurch kommt es zum „Fine-Tuning". Die Signale werden über den Sehnerv weitergegeben an das Gehirn, wobei das nicht einfach so 1:1 passiert, sondern sehr komplex ist: Es gibt sozusagen zwei Datenautobahnen pro Auge, die eine nimmt die Informationen aus der Schläfenseite des Auges mit, die andere aus der Seite, mir der wir auch beim Schielen einen Teil unserer Nase sehen können. Die Schläfendatenautobahn verläuft schön geradlinig auf die Hirnhälfte zu, auf deren Seite sie liegt: auf der linken Seite zur linken Seite, auf der rechten zu rechten. Die Nasendatenautobahn hingegen überkreuzt sich, die Informationen der linken Nasenseite gelangen zur rechten Gehirnhälfte, die der rechten entsprechend zur linken. Warum ist das so kompliziert? Weil unser Gehirn dadurch am effektivsten ein gesamtes Bild des Raumes konstruieren, man sagt auch fusionieren kann.

Wenn das Sehen ausfällt

Bei blinden Menschen ist vieles anders: Dadurch, dass sie den Hell-Dunkel-Wechsel nicht wahrnehmen können, kommt es häufig zu Schlaf-Wach-Rhythmusstörungen. Sie verfügen zudem meist über einen überdurchschnittlich guten Tastsinn, der die Orientierung durch das Sehen zwar sicher nicht ersetzt, aber überbrücken hilft. Diese besondere Fähigkeit wird tatsächlich für die Früherkennung von Brustkrebs genutzt (unter dem Modellprojekt „Discovering hands", entdeckende Hände).

3.3 Von Maulwürfen und Adlern

Woran liegt es nun, dass einige von uns eine Sehhilfe benötigen, andere nicht? Es gibt unterschiedliche Gründe, warum eine sog. Fehlsichtigkeit vorliegen kann. Die wichtigsten davon lassen sich dadurch erklären, dass die Hornhaut eine nicht optimale Krümmung hat und dadurch das Licht anders gebrochen wird, als es sollte, und dass der Augapfel entweder schlicht zu groß oder zu klein geraten ist (siehe dazu auch Abschn. 3.4.1 und 3.4.2).

3.3.1 Hornhautverkrümmung

Bei einer regelmäßig gekrümmten Hornhaut wird das einfallende Licht gebündelt und als definierter Punkt auf die Netzhaut geleitet. Hat die Hornhaut aber eine Delle, spricht man von einer Hornhautverkrümmung, durch die das Licht nicht mehr zu einem Punkt, sondern zu zwei Brennlinien gebündelt wird, die an einen Strich oder Stab erinnern (daher auch der medizinische Fachbegriff „Astigmatismus", der „Nicht auf den Punkt" bedeutet bzw. Stabsichtigkeit). Bis zu 0,5 Dioptrien ist das vollkommen normal, also im physiologischen Bereich. Darüber hinaus werden Hornhautverkrümmungen mit entsprechenden Gläsern/Kontaktlinsen ausgeglichen, die quasi das Gegenstück zu der „Delle" oder Unregelmäßigkeit in der Hornhaut bilden.

Dioptrien

Dioptrie (dpt) ist die Maßeinheit der Brechkraft und gibt an, wie stark das Licht gebrochen werden muss, damit eine annähernd normale Sehkraft wiederhergestellt werden kann. Dioptrien im Minusbereich (z. B. −3dpt) sprechen für eine Kurzsichtigkeit, Dioptrien im Plusbereich (z. B. +3 dpt) für eine Weitsichtigkeit.

3.3.2 Kurzsichtigkeit

Die Kurzsichtigkeit heißt so, weil Gegenstände in der Ferne nur verschwommen, Gegenstände in kurzer Reichweite hingegen scharf gesehen werden können. Das liegt daran, dass der Augapfel etwas zu übermütig gewachsen und nun so groß ist, dass das einfallende Licht sich nicht genau auf, sondern vor der Netzhaut bündelt (Abb. 3.3b). Um das zu ändern, kann eine sog. Streulinse als Brillenglas vorgeschaltet werden, die den Lichtstrahl (und damit das Bild) nach hinten auf die Netzhaut verlagert, wo er hingehört (Abb. 3.3c).

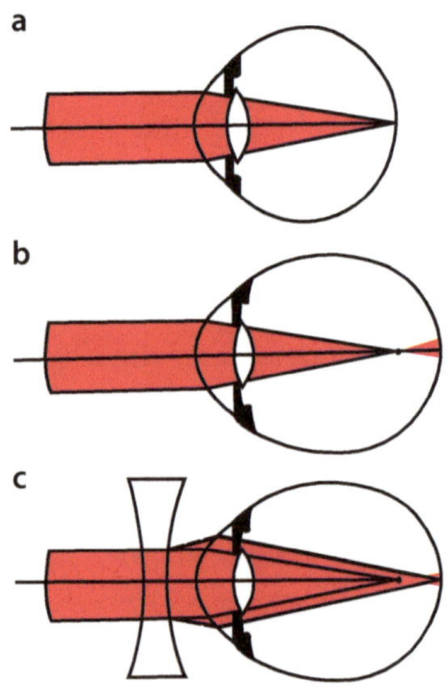

Abb. 3.3 **a** Strahlengang beim normalsichtigen Auge. **b** Strahlengang bei Kurzsichtigkeit (Brennpunkt liegt vor der Netzhaut). **c** Korrigierter Strahlengang durch Zerstreuungslinse (Brennpunkt auf die Netzhaut verschoben). (Aus Buselmaier 2017)

3.3.3 Weitsichtigkeit

Bei der Weitsichtigkeit werden Gegenstände in der Entfernung gut und scharf gesehen, Gegenstände in der Nähe hingegen nicht. Hier ist das Auge etwas faul gewesen mit dem Wachstum und dadurch zu klein. Die Lichtstrahlen sammeln sich quasi erst hinter der Netzhaut scharf auf einen Punkt. Um in diesem Fall das Sehen zu verbessern, wird mit Sammellinsen gearbeitet, die bewirken, dass sich die Lichtstrahlen schon weiter vorne – nämlich auf der Netzhaut, wo sie für ein scharfes Bild hingehören – bündeln.

3.4   Wussten sie eigentlich schon…

3.4.1   …dass der Faktor, wie viel Zeit wir draußen verbringen, und Kurzsichtigkeit miteinander zu tun haben?

Es gibt mittlerweile Studien, die einen Hinweis darauf geben, dass Tageslicht und Augenwachstum zusammenhängen: Tageslicht bremst ein zu starkes Wachstum der Augäpfel, wie es scheint, und damit auch die Entstehung von Kurzsichtigkeit (als Erinnerung: bei der Kurzsichtigkeit ist der Augapfel „zu groß", das entstehende Bild liegt vor der Netzhaut, Abschn. 3.3.2). Wir sind aber nicht mehr viel draußen (wo wir im Übrigen auch unsere Fernsicht viel stärker trainieren würden), sondern verbringen wesentlich mehr Zeit „Indoor" als früher, unser Auge muss vor allem Naharbeit leisten und sieht zudem die Sonne viel seltener als noch vor einigen Jahrzehnten. Ein gutes Gegenmittel wäre, sich mit Kindern mehr im Freien aufzuhalten und auch mal auf „Spähkurs" in den Wald zu gehen.

3.4.2 …dass unsere technische Revolution Auswirkungen auf die Seeleistung hat?

In den letzten Jahren wurden immer wieder Stimmen laut – aus der Presse oder der Medizin – die beklagten, dass sich die Anzahl kurzsichtiger Kinder spürbar erhöht hat. Aber nicht nur bei Kindern, auch bei Erwachsenen nimmt die Anzahl an Kurzsichtigen immer mehr zu (fast die Hälfte der 25- bis 29-jährigen in Europa ist kurzsichtig).

In den Industrienationen ist weltweit mindestens $\frac{1}{3}$ der Bevölkerung kurzsichtig, in manchen Großstädten Asiens sind es bis zu 90 %.

Die Ursache dafür liegt nicht nur in den Genen (auch wenn Kinder von Eltern mit „größeren Augäpfeln" ein 4-fach höheres Risiko haben, ebenfalls kurzsichtig zu werden, als Kinder, deren Eltern nicht fehlsichtig sind. Auch Zwillings- und Familienstudien belegen klar eine genetische Komponente. Es gibt etliche Genorte, die mit einer Kurzsichtigkeit in Verbindung gebracht werden, aber wie so oft ist die Vererbung nicht alles). Wäre es nur das, müsste man fragen, warum dann in den letzten Jahren die Anzahl an Kurzsichtigkeit derart zugenommen hat – das lässt sich nicht alleine über die Gene erklären. Auch die

Umwelt spielt eine zentrale Rolle dabei. Unsere moderne Gesellschaft, so scheint es, begünstigt die Entstehung von Kurzsichtigkeit zunehmend.

Spannend dabei ist: Desto höher der Bildungsstand, umso höher auch der Anteil an kurzsichtigen Personen. Oder lapidar ausgedrückt: Wer viel über den Büchern brütet oder vor dem Computer arbeitet, der drillt sein Auge vor allem auf die Naheinstellung. Und Naharbeit ist für die Evolution (also „Weiter"-Entwicklung) unseres Auges ziemliches Neuland, gewohnt ist es anderes. Mit der Einführung der Schulpflicht (für ganz Deutschland geschah dies 1919) wurde auch ein anderes Maß an Naharbeit selbstverständlich. Bezeichnend ist, dass die Kurzsichtigkeit in Industrienationen häufiger ist als in Entwicklungsländern. Es spricht also vieles dafür, dass die frühe Beschäftigung mit Büchern, Indoor-Spielen und dem PC bis ins Erwachsenenalter die Entstehung einer Kurzsichtigkeit begünstigt. Häufiger rausgehen und den Blick schweifen lassen wäre da ein gutes Alternativprogramm.

3.4.3 …dass Noten und Wörter manchmal ein eigenes Farbenkleid haben können?

Es gibt Menschen, die einem erzählen können, welche Farbe der eigene Name hat – vielleicht ein leuchtendes blau mit ein wenig gelb am Rand, das Ganze in Form einer schönen runden Kugel. Die Musik von Smetana ist dann vielleicht vorwiegend blau, aber eher von der stumpfen, tristen Sorte, die von Beethoven hingegen lila in welligen Streifen. Was sich vielleicht etwas merkwürdig anhört, ist für einen Synästhetiker Alltag. Er kennt es nicht anders, als dass er das was er hört (ob z. B. Wörter oder Musik) mit Farben „sieht“.

Die Synästhesie (das Wort stammt vom altgriechischen und bedeutet „mitempfinden“ oder „zugleich wahrnehmen“) bedeutet, dass mehrere Wahrnehmungsbereiche gleichzeitig zusammenkommen, z. B. Farbe, Töne und Temperatur. Wird einer diese Bereiche gereizt, werden die anderen Bereiche ebenfalls aktiviert und ein (Buchstaben-) Laut verknüpft mit einer Farbe und Gefühlen wie warm oder kalt wahrgenommen. Tatsächlich kommt diese spezielle Fähigkeit in Familien häufiger vor, in denen schon die Eltern Synästhetiker sind.

4

Gleichgewicht

Inhaltsverzeichnis

© Springer-Verlag GmbH Deutschland, ein Teil von
Springer Nature 2018
M. Kahl-Scholz, *Mensch! Erstaunliches über den Körper,*
https://doi.org/10.1007/978-3-662-56155-3_4

Nicht aus dem Gleichgewicht kommen, das Gleichgewicht halten, im Gleichgewicht bleiben. Was eigentlich mehr im übertragenen Sinne gemeint ist und auf eine allgemeine Lebensbalance abzielt, beginnt in Wirklichkeit in unserem Innenohr. Wie hält der Körper das Gleichgewicht? Wer steuert hier wo? Und warum bringt uns z. B. ein heftiger Seegang aus dem Gleichgewicht und verursacht bei manchen sogar schlimme Übelkeit?

4.1   Aufbau des Innenohrs

Zunächst müssen wir uns den Aufbau des Ohres anschauen, der sich in **drei Teile** gliedern lässt: Das, wo ab und an schon mal der kleine Finger verschwindet, nennt man den äußeren Gehörgang, der mit der Ohrmuschel zusammen den **Schalltrichter** des Ohres bildet.

Ohrenschmalz

Es gibt sicher schönere Dinge, die unser Körper produziert, aber wie immer hat auch das Ohrenschmalz eine wichtige Funktion im Körper: es sorgt dafür, dass Staub, Schmutz und kleineres fremdes Material, das nichts im Ohr zu suchen hat, daran kleben bleiben und mit dem Schmalz wieder nach draußen befördert werden. Außerdem beinhaltet die klebrige Maße auch Stoffe, die Bakterien bekämpfen und die Insekten nicht gerne mögen (alleine der Geruch und Geschmack hat abwehrende Funktion) – kurzum: Das Ohrenschmalz ist ein wichtiger Schutz für uns.

Tatsächlich fängt sich aufgrund der Form unserer Ohren besser der Schall aus der Luft und gelangt dann in den nächsten Teil, das **Mittelohr**. Das Mittelohr kennen viele durch die leidige Mittelohrentzündung, die häufiger bei Erkältungskrankheiten begleitend auftreten kann. Hier im Mittelohr befindet sich die sog. Paukenhöhle, die nach außen hin durch das Trommelfell abgedichtet wird. Im Inneren finden sich die Gehörknöchelchen – Hammer, Amboss und Steigbügel (Abb. 4.1) – die ihren Namen natürlich nicht ohne Grund, sondern eher durch ihre Form erworben haben. Die Bestandteile des Mittelohrs sorgen gemeinsam dafür, dass der von außen kommende Schall noch einmal verstärkt wird, damit er dann im nächsten und letzten Teil des Ohres, dem **Innenohr,** noch

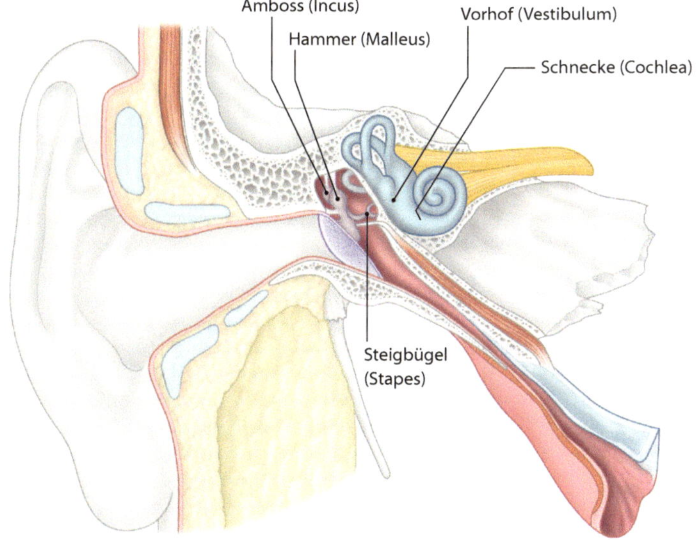

Abb. 4.1   Die vordere Ansicht des äußeren Ohrs, Mittelohrs und Innenohrs der rechten Seite. (Aus Zilles und Tillmann 2010)

einmal besser wahrgenommen und verarbeitet werden kann. Hier wird es kompliziert, denn es finden sich gleich zwei Labyrinthe (Abb. 4.2): das sog. Vorhoflabyrinth und das Schneckenlabyrinth (das heißt, weil es: natürlich – im Aussehen an eine Schnecke erinnert). Das Schneckenlabyrinth (Labyrinthus cochlearis) ist der Ort, an dem wir Töne wahrnehmen und verarbeiten. Das Vorhoflabyrinth (Labyrinthus vestibularis) beinhaltet das, was uns im Gleichgewicht hält: unser Gleichgewichtsorgan.

4.1.1 Vorhoflabyrinth

Wie oben schon erklärt, sitzt das Organ, das uns im Gleichgewicht hält, im Vorhoflabyrinth. Dieses „Labyrinth" (das so heißt, weil es aus vielen verzweigten Hohlräumen besteht) setzt sich aus einem knöchernen und einem häutigen Anteil zusammen. Es beginnt mit zwei

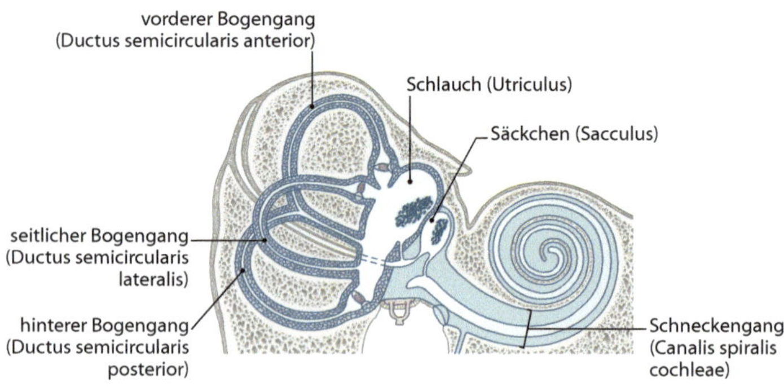

Abb. 4.2 Schemazeichnung des knöchernen und häutigen Labyrinths. (Aus Zilles und Tillmann 2010)

Erweiterungen, die als Vorhofsäckchen (Sacculus, Utriculus) bezeichnet werden und geht dann über die 3 Bogengänge (die tatsächlich einen Bogen bilden). Sie enden in einer Art Ampulle, in der kleine Sinnenhärchen (auch Haarzellen genannt) liegen. Ihre Enden liegen in einer gallertartigen Masse, die als Cupula bezeichnet wird. Es gibt darüber hinaus noch einen Gang, der dem Druckausgleich dient (Ductus endolymphaticus).

In den Vorhofsäckchen befinden sich kleine Sinneshaare, die ebenfalls in einer geleeartigen Masse liegen. Darauf befinden sich kleine Kalkkörnchen, die noch wichtig werden, wenn es darum geht, wie wir ins Gleichgewicht kommen (Abschn. 4.2). Es gibt ein ganzes Feld mit diesen Sinneshaaren, das horizontal (von links nach rechts im Utriculus) und eines, das vertikal (von oben nach unten im Ventriculus) verläuft. Die Bogengänge sind mit einer Flüssigkeit, der sog. Endolymphe ausgefüllt.

4.2 Wie kommen wir ins Gleichgewicht?

Wenn wir uns bewegen, egal ob aktiv den Kopf, den gesamten Körper oder wir „bewegt werden" (z. B. im Bus oder Auto), bewegt sich das Innenohr natürlich mit. Die Flüssigkeit in den Bogengängen kommt „in Schwung". Mit etwas Verzögerung kommt diese Flüssigkeitswelle auch an der geleeartigen Kuppel an, in die die Sinneshärchen ihre Häupter stecken. Dadurch wird diese Kuppel ein wenig verschoben und die Haarzellen mit ihr. Dieses

Verbiegen der Sinneszellen sorgt dafür, dass ein Reiz ausgelöst wird, den die Zellen an den 8. Hirnnerv weitergeben, der dem Gehirn meldet: Bewegung nach links, rechts, oben, unten. Ein komplettes Bild entsteht aber erst dann, wenn sich noch die Puzzleteile „Sehen" und „Fühlen" zum Gleichgewicht gesellen, denn so kann das Gehirn genau feststellen, ob die Empfindungen aus dem Innenohr auch mit dem Gesehenen und der gefühlten Bewegung übereinstimmen. Stimmen die Informationen aus diesen Quellen nicht überein, dann kann es zu Übelkeit und Schwindel kommen (Abschn. 4.3.1). In den Bogengängen wird also wahrgenommen, wenn wir uns selbst bewegen. Wenn wir aber bewegt, also z. B. beschleunigt werden, wenn wir im Bus oder Flugzeug sitzen, kommen die beiden Vorhofsäckchen ins Spiel. Hier ist das Prinzip ähnlich wie in den Bogengängen, nur dass es zusätzlich kleine Kristalle aus Kalzium und Karbonat gibt. Kommt es zu einer Beschleunigung, werden sie gegen die Gelmasse gedrückt, in denen die Härchen stecken, und sorgen ebenfalls für eine Reizentstehung, die an das Gehirn weitergegeben wird. Im Utriculus werden die Beschleunigungen wahrgenommen, die horizontal verlaufen (also z. B. die nach vorne gerichtete Beschleunigung im Zug), im Sacculus, die, die vertikal verlaufen (also z. B. das Abwärtsfahren im Fahrstuhl oder das „Nach-oben-fliegen" im Flugzeug).

Wenn Kristalle auf Wanderschaft gehen

Mit zunehmenden Alter kann es passieren, dass sich die Kristalle aus Kalzium und Karbonat verändern und aus ihrer Position in den beiden Vorhofsäckchen lösen. Sie gehen dann auf Wanderschaft, schauen sich im Innenohr um und landen irgendwann auch in den Bogengängen, wo sie definitiv nichts verloren haben. Dort kann es dann dazu kommen, dass sie ungefragt die Sinneshärchen reizen und immer wieder den Eindruck vermitteln: Hoppla, hier bewegt sich doch etwas. Menschen mit diesem Problem klagen z. B. über anhaltenden Schwindel, wenn sie auch nur leicht den Kopf bewegen oder sich ins Bett legen. Durch die „Überreizung" kann es auch zu Übelkeit und Erbrechen kommen. Das Ganze hat den ausschweifenden Namen: Benigner paroxysmaler Lagerungsschwindel (was nichts anderes heißt als gutartiger anfallsartiger Lagerungsschwindel). Die Symptome beunruhigen die Patienten zunächst meist sehr, sind aber tatsächlich in erster Linie nur lästig, nicht gefährlich. Die Therapie ist simpel: Durch bestimmte Drehungen und Bewegungen des Kopfes werden die Steinchen wieder aus den Bogengängen delegiert.

4.2.1 Wie kann man wissen, ob ein gutes Gleichgewicht herrscht?

Es gibt verschiedene Versuche, die man auf ärztlicher Seite durchführen kann, um Störungen des Gleichgewichts abzuklären. Zwei bekannte sind der **Romberg-Versuch** und der **Unterberg-Tretversuch**.

Beim Romberg-Versuch steht der zu Untersuchende mit geschlossenen Augen und eng zusammenstehenden Füßen. Die Arme werden gerade nach vorne vorgestreckt und der Patient soll ruhig stehen. Das kann nur, wer ein intaktes Gleichgewichtsorgan hat, denn durch die geschlossenen Augen fällt direkt eine der drei wichtigen Gleichgewichtssäulen weg: das Sehen (Abschn. 4.2).

Der Unterberger-Tretversuch funktioniert so, dass der Patient mit geschlossenen Augen „auf einer Stelle" tritt und dabei die Arme nach vorne streckt. Auch hier können die Augen dem Gleichgewichtssinn nicht mehr tatkräftig zur Seite stehen und es kann bei Problemen im Gleichgewichtsorgan zur Fallneigung kommen.

Drüber hinaus gibt es die sog. **kalorische Prüfung** des Gleichgewichtsorgans: Während der Untersuchung liegt der Patient mit leicht erhöhtem Kopf und geschlossenen Augen (auch hier soll wieder das Sehen als Unterstützungssystem ausgeschaltet werden) auf dem Rücken. Dann wird – und das fühlt sich für die meisten etwas unangenehm an – das Ohr mit kaltem bzw. warmen Wasser durchgespült. Dadurch kommt es zu einer Bewegung der Endolymphe, die mit Schwindel verbunden ist. Ist alles in Ordnung, kommt es zu einem sog. Nystagmus, also zu einem typischen seitlichen Zucken der Augen.

4.2.2 Was, wenn das Gleichgewicht nicht funktioniert?

Es gibt eine Vielzahl von Gründen, warum wir „aus dem Gleichgewicht kommen" können. Eine davon ist z. B. der Morbus Meniere, bei dem es zu einem Flüssigkeitsstau im Innenohr kommt, der dafür sorgt, dass unsere Sinneshärchen Signale über Bewegungen erhalten, die nicht stattfinden. Auch Entzündungen des Innenohrs, des Gleichgewichtsnervens oder Schädigungen der Bogengänge können Ursache von falschen Signalen sein. Ebenso lösen bestimmte Medikamente Schwindel aus, was aber häufig durch ein Absetzen wieder rückgängig gemacht werden kann.

Schwindelformen

Schwindel ist nicht gleich Schwindel – auch wenn es sich vielleicht erst einmal so anfühlt. Es gibt unterschiedliche Schwindelarten und meistens lassen sie auch eine erste Mutmaßung zu, was für den Schwindel verantwortlich ist:

Ein anfallsartiger Drehschwindel kann z. B. im Rahmen einer Migräne oder Durchblutungsproblemen, aber auch durch Medikamenteneinnahme auftreten. Bleibt der Schwindel bestehen, kann das an einer Entzündung des 8. Hirnnerven liegen. Tritt der Schwindel vor allem auf, wenn die Lage des Kopfes verändert wird, können die oben erwähnten kleinen Steinchen, die sich auf Wanderschaft begeben haben, Ursache sein. Schwank- und Drehschwindel hingegen treten beim Gehen oder Stehen auf und sind mehr eine Bewegungsunsicherheit als ein heftig wahrgenommener Schwindel. Die Ursachen hierfür können z. B. Stress oder Angst sein, aber auch, dass die drei Säulen des Gleichgewichts (Sehen, Wahrnehmungen im Innenohr, Fühlen aus Muskeln und Gelenken) unterschiedliche Signale an das Gehirn senden (Stichwort: Reisekrankheit).

4.3   Wussten sie eigentlich schon...

4.3.1   ...warum wir vom Reisen, aber auch vom Computerspielen krank werden können?

Reisekrankheit oder Bewegungskrankheit nennt man das Phänomen, wenn einem auf Reisen im Auto, im Bus, aber auch zu Schiff (dann **Seekrankheit**) schnell schlecht und schwindelig wird. Viele weitere Symptome können hinzukommen, wie etwa Schwitzen, Herzrasen, Abgeschlagenheit usw. Etwas weniger bekannt, da noch recht neu, ist die sog.

Simulatorkrankheit, bei der die genannten Symptome auftreten, wenn man in einem Simulator sitzt oder Videospiele mit bestimmten Perspektivwechseln spielt.

Zugrunde liegt allen Erkrankungen eine Ursache: Die 3 Säulen des Gleichgewichts senden unterschiedliche Informationen an das Koordinationszentrum, z. B. bei einem Schiff mit mächtig viel Seegang. Die Augen finden keinen festen Punkt, die Bogengänge und Vorhofsäckchen im Innenohr erhalten in kurzer Abfolge unterschiedliche Signale (jetzt geht's hoch, jetzt wieder runter, hoppala, Welle nach rechts), während die Tiefensensoren in den Muskeln und Gelenken sagen: Wieso, wir stehen doch felsenfest auf dem Boden und bewegen uns gar nicht! Das ist für unsere Schaltzentrale einfach zu viel des Guten, aus all diesen Eindrücken lässt sich kein einheitliches, sinnreiches Bild kreieren. Der Körper reagiert mit einem Alarm.

Sitzen wir hingegen in einer Achterbahn, kommt es zum Konflikt zwischen den Wahrnehmungssensoren im Innenohr: die Vorhofsäckchen kommen gar nicht hinterher, über „hoch" und „runter" zu berichten, während die Bogengänge melden: scharfe Kurve rechts, jetzt schräg links.

Beim Computerspielen ist es hingegen so, dass das Auge meldet: Wir gehen gerade nach vorne, jetzt nach links und nun nach unten, während das Innenohr fragt: Echt? Wo? Ich nehme höchstens ein leichtes Kopfneigen wahr! Und die Muskulatur beipflichtet: Was für ein Quatsch, alles, was sich hier bewegt, sind die Finger!

4.3.2 …dass auch im Innenohr ein Druckausgleich stattfindet?

Allerdings ist dieser Druckausgleich anders als der Druckausgleich im Mittelohr. Der Ductus endolymphaticus (Abschn. 4.1.1), der hier für den Druckausgleich zuständig ist, steht in Verbindung mit dem gleichnamigen Saccus, in dem die Endolymphe hergestellt wird. Damit der Druck im Endolymphsystem, das sehr wichtig für ein funktionierendes Gleichgewichtsorgan ist, vernünftig eingestellt ist, arbeiten Gang und Saccus zusammen. Anders funktioniert der Druckausgleich im Mittelohr:

> **Druckausgleich im Mittelohr**
>
> Jeder kennt es: Man fährt in die Berge, sitzt im Flugzeug oder taucht einige Meter tief und plötzlich verspürt man einen unangenehmen Druck im Ohr. Zu dem unangenehmen Druckgefühl im Ohr kommt es, wenn sich das Trommelfell aufgrund von Druckunterschieden zwischen dem Mittelohr und der Umgebung nach innen oder außen wölbt. Dem kann man gut entgegenwirken, in dem man gähnt, schluckt oder bei zugehaltener Nase versucht, Luft in die Nasenflügel zu blasen. Warum funktioniert das? Es gibt eine Verbindung zwischen unserem Rachenraum und dem Mittelohr (genauer die Paukenhöhle), die sich Ohrtrompete (Abb. 1.1, Tuba auditiva oder Eustachsi-Röhre) nennt. Neben ihrer Aufgabe, Flüssigkeit aus dem Ohr abzuleiten, belüftet sie die Räume der Paukenhöhle und sorgt für den Druckausgleich mit dem in der Umgebung herrschenden Druck. Zwei Rachen-/Schlundmuskeln sind mit der Ohrtrompete verbunden (der M. tensor veli palatini und der M. levator veli palatini). Schlucken oder Gähnen wir, werden diese aktiviert, und die Ohrtrompete öffnet sich – Luft kann ins Mittelohr gelangen und der Druck gleicht sich an.

4.3.3 ...dass ein Ausfall des Gleichgewichtsorgans zu Sehstörungen führt und warum das so ist?

Menschen, bei denen es aufgrund von z. B. bestimmter Medikamente oder Entzündungen auf beiden Seiten zu einem Ausfall des Gleichgewichtssinns kommt, haben neben Gleichgewichtsstörungen auch Sehbeschwerden. Sie haben beispielsweise Schwierigkeiten damit, während des Gehens ein Schild zu lesen, oder andere Menschen über ihre Gesichter zu erkennen. Diese Form der Störungen treten auf, weil beide Gleichgewichtsorgane nicht mehr in der Lage sind, Informationen über Lageänderungen des Kopfes an das Gehirn weiterzugeben. Die Augenmuskeln stellen sich so nicht mehr richtig auf die Veränderungen der Kopfposition ein. Ein fixierter Gegenstand wird dadurch bei einer Kopfbewegung nicht mehr im zentralen Blickfeld behalten.

5

Schmerz

Inhaltsverzeichnis

© Springer-Verlag GmbH Deutschland, ein Teil von
Springer Nature 2018
M. Kahl-Scholz, *Mensch! Erstaunliches über den Körper,*
https://doi.org/10.1007/978-3-662-56155-3_5

> Das wir Schmerz empfinden können, erscheint vielen zunächst als unangenehme Fähigkeit, schützt uns aber vor extrem vielen Gefahren und lebensgefährlichen Situationen. Aber wie wird Schmerz überhaupt ausgelöst und warum? Was passiert, wenn Schmerzempfinden plötzlich nicht mehr möglich ist? Warum helfen Schmerztabletten nachts schlechter als tagsüber? Auf diese und andere Fragen gibt dieses Kapitel Antworten.

5.1   Wie entsteht Schmerz?

Es gibt zwei wichtige Bereiche, in denen Schmerzwahrnehmung stattfindet: im Inneren unseres Körpers und auf unserer Haut. Alles, was dem Körper als potenziell gefährlich oder die eigene Funktion bedrohend erscheint, meldet er mit „Schmerz!" an. Unsere Haut als Hülle zum Außen, die viele Sinne wahrnehmen kann (Druck, Kälte, Wärme, Vibration etc.), ist einer der Haupterzeuger für die Sinnesempfindung „Schmerz". Aber auch in unserem Körper befinden sich zahlreiche Schmerzseismographen, die Alarm melden, sobald Gefahr droht. Diese Fühler sind besondere (sog. freie) Nervenenden, die auch als Nozizeptoren bezeichnet werden. Sie sitzen überall: in Blutgefäßen, Organen, Gelenkkapseln, der Haut, aber nicht überall in gleicher Anzahl. Es gibt hoch schmerzempfindliche (z. B. Hornhaut, Haut, Trommelfell, Zahnnerven) und weniger sensible Bereiche an unserem Körper. Die Fasern, aus denen die Sensoren aufgebaut sind, unterscheiden sich leicht, was zur Folge hat, dass die einen den Schmerzimpuls etwas schneller weiterleiten als die anderen. Nehmen sie einen Schmerzreiz auf, wird dieser an das Rückenmark weitergeleitet. Von dort gelangen die Impulse in unterschiedliche Bereiche des Gehirns und melden: Schmerz! Aufpassen!

Wie beschrieben, gibt es Bereiche mit einer sehr feinen Schmerzwahrnehmung, andere mit einer eher groben. In der Haut haben wir etwa 200 Sensoren pro cm². Man stelle sich eine Seite eines Zuckerwürfels vor und auf diese müssten nun 200 Punkte passen, dann hat man ungefähr eine Vorstellung davon, wie dicht und fein die Schmerzwahrnehmung hier ist. Den Schmerz, den wir auf der Haut wahrnehmen, nennt man auch „**Oberflächenschmerz**", der meist zunächst „scharf" und akut auftritt (wenn wir uns zum Beispiel in den Finger stechen mit einer Nadel) und dann (wenn die Nadel aus der Haut entfernt wurde) in einen dumpfen, brennend-bohrenden Schmerz übergeht. Brennend, bohrend, dumpf empfinden wir auch die Schmerzen, die aus dem Inneren unseres Körpers kommen, und als „**Tiefenschmerz**" bezeichnet werden.

Nicht nur direkte Verletzungen durch spitze oder scharfe Gegenstände, auch übermäßige Hitze oder Kälte und chemische Stoffe (wie etwa Säuren, Laugen, Histamin) können Schmerzempfindungen auslösen, denn all das kann prinzipiell schädlich für uns werden. Der Schmerz ist dabei oft verbunden mit einer Reihe von Schutzreflexen: Fasst man an ein heißes Bügeleisen, zieht man umgehend die Hand zurück, bricht man sich den Unterarm, legt er sich unwillkürlich in eine Schonhaltung, der andere Arm wird schützend und stützend um den verletzten Arm gelegt.

5.2   Ohne Alarm keine Warnung – wie und warum empfinden wir Schmerz?

Manche wünschen es sich: Ein Leben ohne Schmerzen. Nie wieder Kopfschmerzen, keine Rückenbeschwerden, Operationen ohne Probleme. Was sich wie ein sorgenfreies Leben anhört, ist in Wahrheit nicht erstrebenswert (warum, wird unter Abschn. 5.3.3 genauer erklärt). Was wir uns manchmal einfach wegwünschen – den peinigenden Schmerz –, ist überlebensnotwendig und ein Schutz vor Gefahren.

Juckreiz

Lange ging man davon aus, dass Juckreiz die Minimalversion des Schmerzreizes auf der Haut sei und von denselben Rezeptoren wahrgenommen werde, wie Schmerz. Jüngere Forschungen haben jedoch gezeigt, dass für Juckreiz Nervenfasern verantwortlich sind, die keinen Schmerz auslösen können, und dass die Wege, über die Schmerz und Juckreiz an das Gehirn gemeldet werden, nicht die gleichen sind. Wussten Sie eigentlich, dass Jucken genau wie Gähnen ansteckend ist? Das liegt an besonderen Nervenzellen, die als Spiegelneurone bezeichnet werden, und die uns vermutlich dazu veranlassen, die Handlungen auszuüben, die wir gerade beobachten (was aber nur für bestimmte Aktivitäten gilt). Eine besondere Form, das Couvade-Syndrom, wird in Kap. 7 beschrieben.

Schmerzen sind peinigend und lassen uns manchmal schlaflose Nächte zubringen. Da ist es sicher gut, dass es zur Not eine Möglichkeit gibt, den Schmerz wenigstens für eine kurze Zeit auszuschalten: mit Schmerzmitteln.

Schmerzmittel

Unser Körper ist dazu in der Lage, eigene Schmerzstiller herzustellen bzw. den Schmerz zu blockieren. Manchmal lässt der Schmerz aber nicht von alleine nach und wir greifen zur chemischen Hilfe. Das Deutsche Arzneiprüfungsinstitut hat für 2012 berechnet, dass allein für die gesetzlich Versicherten 2.674.763.665 Pillen, Zäpfchen, Kapseln, Trinkampullen, Fertigspritzen und Dragees verschrieben wurden, knapp 40 pro Person. Die Medikamente wirken dabei an sehr unterschiedlichen Stellen, blocken etwa die Schmerzweiterleitung zum Gehirn oder die Schmerzwahrnehmung an sich. Bei vielen Medikamenten – das gängige Paracetamol gehört dazu – weiß man bis heute leider nicht genau, wie sie tatsächlich wirken, man weiß nur, dass sie bei Schmerz helfen, nicht wie.

Schmerzmittel können sicher eine kurzfristige Übergangslösung sein, aber es ist wichtig nicht zu vergessen, dass wir, wenn wir den Schmerz blocken, nicht die Ursache dafür beseitigen. Oder wie Prof. Gottfried schreibt: „Kopfschmerzen sind kein Aspirinmangelsyndrom". Und es sollte nicht vergessen werden, dass mittlerweile gut erforscht ist, dass selbst harmlos klingende Schmerzmittel wie Aspirin oder Paracetamol viele Nebenwirkungen haben, die mit zunehmenden Alter bedeutsamer werden.

Manchmal ist es so, dass der Schmerz nicht an der Stelle entsteht, an der wir ihn spüren. Wie genau das gemeint ist, ist über die sog. „Dermatome" zu erklären:

Wenn der Schmerz sich ausbreitet...

Unsere Hauptnerven versorgen immer mehr als nur ein Organ oder ein kleines Hautgebiet, sie versorgen ganz wirtschaftlich direkt immer einen großen Bereich und dieser Bereich heißt **Dermatom** (Abb. 5.1). Dadurch kann es vorkommen, dass auf der Haut empfundene Schmerzen nicht wirklich mit einer Erkrankung dort, sondern einer im wahrsten Sinne tiefergelegenen Ursache zu tun haben. Es gibt eine Zuordnung, welches Organ auf welches Dermatom ausstrahlt, man spricht von den sog. Head-Zonen. Ganz klassisch ist hier das Beispiel der Ausstrahlung in den linken Arm bei bestimmten Herzerkrankungen. Der Magen hingegen sendet seine Schmerzsignale auch schon einmal auf den Hautbereich zwischen unterer Brust und Oberbauch, das Zwerchfell in den Hals-/Schulterbereich und der Harnleiter in den oberen Hüftbereich (Abb. 5.1). Ist ein Dermatom ohne sonstige Ursache an der Haut besonders schmerzempfindlich, sollte man immer nach dem dazugehörigen Organ schauen.

Eine chronische Erkrankung, aber auch der ständige Gebrauch von Schmerzmitteln kann dazu führen, dass der Schmerz uns nicht mehr verlässt, sondern wie ein Daueralarm im Hintergrund vor sich hinpiepst und uns die Möglichkeit nimmt, ein halbwegs geregeltes Leben zu führen:

Chronischer Schmerz

Manchmal kommt es dazu, dass der Schmerz fortdauert, obwohl schon lange keine Schadensmeldung des Körpers mehr vorliegt, oder tatsächlich eine Krankheit keine Ruhe geben will: der chronische Schmerz ist entstanden. Chronischer Schmerz ist häufig damit verbunden, dass das alltäglich Leben sich nach dem Schmerz ausrichtet und ein „normaler" Alltag nicht mehr möglich scheint. Die Folgen können Stress und Isolation bis hin zur Depressionen sein. Der demographische Wandel in unserer Gesellschaft zu immer älter werdenden Menschen, die teilweise viele Krankheiten gleichzeitig ausbilden, ist auch ein Wandel hin zum zunehmenden chronischen Schmerz.

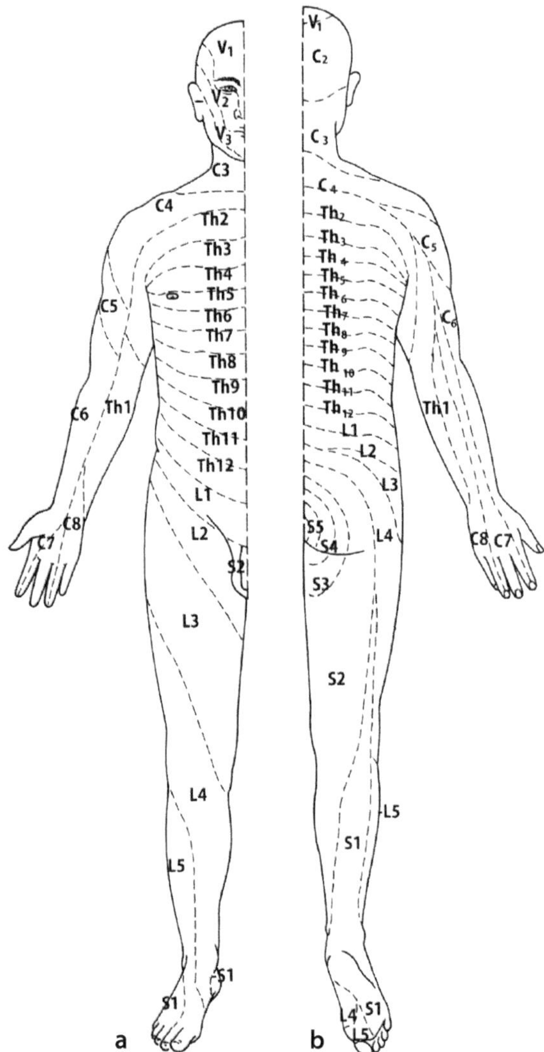

Abb. 5.1 Dermatome der linken und rechten Körperhälfte. (Aus Zilles und Tillmann 2010)

Schmerzen wo keine mehr seien können? Ja, auch das gibt es, man nennt sie Phantomschmerzen:

Phantomschmerzen

Dieses Phänomen wird immer wieder beobachtet bei Menschen, denen aufgrund von Krankheit oder Unfall ein Bein oder ein Arm abgenommen werden musste. Sie spüren den entfernten Körperteil weiterhin, er juckt, bewegt sich, verursacht (Phantom-)Schmerzen. Es gibt unterschiedliche Erklärungsansätze, warum etwas noch wehtun kann, was gar nicht mehr existiert, aber ein handfestes Verständnis dieses Phänomens gibt es bis heute nicht. Eine Idee ist, dass das Gehirn die Landkarte, die es über den Körper in sich abgelegt hat, nicht sofort und einfach auf die veränderte Situation anpassen kann. Eine andere Untersuchung hat ergeben, dass die Gehirnbereiche für die amputierten Gliedmaßen dazu in der Lage sind, Signale aus anderen, noch vorhandenen Körperteilen wahrzunehmen. Umso stärker dieses Phänomen ausgeprägt war, desto häufiger kam es auch zu Phantomschmerzen. Das Gute ist, dass auch diesen Patienten mit Schmerzmitteln geholfen werden kann.

5.3   Wussten Sie eigentlich schon…

5.3.1   …dass Rothaarige ein anderes Schmerzempfinden haben?

Ja, angeblich soll es so sein, dass rothaarige Menschen sogar mehr Narkosemittel benötigen als Menschen mit einer anderen Haarfarbe. Die Ursache liegt wohl am *MCR1*-Gen (Melanocortinrezeptors 1-Gen), das auch die rote Haarfarbe mitbedingt. Tatsächlich soll nun dieses Gen auch mit dem Schmerzempfinden im Zusammenhang stehen. Trotzdem gibt es keine einheitlichen Daten: während Hitze- und Kälteempfinden bei Rothaarigen erhöht sein soll, gibt es wiederum andere Studien, die sogar ein vermindertes Schmerzempfinden bestimmter Schmerzreize nachweisen wollen.

5.3.2   ...dass der Schmerz einen Zyklus hat?

Ja, tatsächlich hat der Schmerz einen Zyklus und der sieht so aus, dass wir mitten in der Nacht – etwa zwischen 00:00 und 03:00 Uhr – am schmerzempfindlichsten sind (Abschn. 6.3.2). Das macht auch insofern Sinn, als dass wir im schlafenden Zustand am angreifbarsten sind. Da tut der Körper wohl daran, auch auf den kleinsten Hinweis einer Attacke aus dem Hintergrund mit möglichst hoher Empfindlichkeit zu reagieren. Zwischen 12-18 Uhr sind wir hingegen am schmerzunempfindlichsten. Aber auch der hormonelle Einfluss bei Frauen spielt eine Rolle, die noch weitestgehend unerforscht ist: so soll ein sinkender Östrogenspiegel nach dem Eisprung und kurz vor bzw. während der Periode dafür mitverantwortlich sein, dass das Schmerzempfinden bei Frauen in dieser Zeit erhöht ist.

5.3.3 ...dass es Menschen gibt, die den Schmerz nicht spüren, und dass das alles andere als erstrebenswert ist?

Tatsächlich gibt es Menschen, die mit einer Genmutation zur Welt kommen. Die Gene *SCN11A* und *SCN9A* schalten, wenn sie mutiert sind, den Schmerz ab. Diese Mutation kommt zwar nicht oft vor, ist aber in ihren Auswirkungen fatal. Die Kinder fallen schon früh dadurch auf, dass sie nicht oder wenig weinen und z. B. bei Impfungen keine Reaktionen zeigen. Was zunächst wie ein sorgenfreies Leben klingt – ein Leben ohne Schmerz –, ist in Wahrheit ein Leben auf Messers Schneide. Denn wer keine Schmerzen empfindet, entwickelt kein gesundes Bewusstsein für das, was dem Körper gefährlich werden kann. Gebrochene Beine, bis zum Knochen aufgekratzte Hautstellen, Entlangrutschen auf dem Boden, bis die Knie blutig sind – all das geschieht ohne Nachdenken oder Innehalten. Warnsymptome aus dem Inneren – Bauchkrämpfe, Herzstiche, wiederkehrende, anschwellende Schmerzen – verhallen im Nichts.

Teil II

Alltägliches

6

Schlafen

Inhaltsverzeichnis

© Springer-Verlag GmbH Deutschland, ein Teil von
Springer Nature 2018
M. Kahl-Scholz, *Mensch! Erstaunliches über den Körper,*
https://doi.org/10.1007/978-3-662-56155-3_6

Schlafen ist etwas, das genauso „nebenbei" passiert wie essen und atmen. Könnte man meinen. Aber die Realität ist, dass alleine in Deutschland viele Millionen Menschen ernsthafte Probleme mit dem Ein- oder Durchschlafen haben. Warum ist Schlaf für uns überhaupt so wichtig? Und wovon hängt ein gesunder Schlafrhythmus ab? Warum hängen unsere Immunabwehr und Schlafen zusammen? Auf diese und weitere Fragen gibt dieses Kapitel Antworten.

6.1   Warum brauchen wir Schlaf?

Ja, warum ist das eigentlich so wichtig, das Schlafen? Könnten wir nicht einfach endlos durchpowern oder uns wenigstens nur für ein paar Stunden ruhig in eine Ecke setzen und so neue Energie tanken? Die Antwort liegt auf der Hand, denn die Natur baut selten eine Betriebseinstellung ein, die nicht sinnreich wäre: nein, Schlaf ist nicht überflüssig, er ist für uns überlebensnotwenig (wie auch unter Abschn. 6.3.1 sehr deutlich wird). Und jeder, der schon einmal mit Schlafmangel zu kämpfen hatte, weiß genau, wovon hier die Rede ist. Die meisten Mütter und auch Väter erinnern sich vielleicht gerade mit einem kleinen Schaudern an das erste Jahr mit ihrem neugeborenen kleinen Schatz. Wenn wir nicht genug geschlafen haben, laufen wir im wahrsten Sinne auf Sparflamme, sehen wir durch eine Nebelwand, können uns nicht richtig konzentrieren und brauchen für sonst einfache Aufgaben doppelt so lange.

Schlaf ist zunächst ein Zustand, in dem unser Bewusstsein und im Grunde fast alle anderen Funktionen unseres

Körpers (bis auf wenige Ausnahmen, wie z. B. der Immunabwehr, siehe auch Kap. 8) im Leerlauf oder allerhöchstens im ersten Gang sind. Daher ist es für uns (wie für viele Tiere) sehr wichtig, einen geschützten Schlafort zu haben und meist auch, eine bestimmte Schlafposition. Außerdem müssen bestimmte Bedingungen erfüllt sein, die unseren Schlaf mitbestimmen:

6.1.1 Schlafrhythmus

Unsere Schlafzeiten folgen in der Regel einem recht festen Rhythmus. Wie bei vielen anderen Lebewesen nutzen wir die Zeit, in der es dunkel und kalt ist und die sich nicht wirklich für Aktivität eignet – die Nacht –, um selbst zu ruhen. Deswegen ist auch das Tageslicht einer unserer wichtigsten Takt- bzw. Zeitgeber. Auch „soziale" Zeitgeber, also von außen kommende Signale, die uns sagen, ob wir uns eher im Tages- oder Nachtrhythmus befinden (Motorenlärm, Vogelgezwitscher etc.), spielen eine Rolle. Isoliert man zum Beispiel Menschen von außen, sodass sie nicht wahrnehmen können, ob Tag oder Nacht ist, verlängert sich zum einen ihr Rhythmus, die Wachzeiten werden länger, aber sie passen sich vor allen Dingen aneinander an und entwickeln mit der Zeit einen eigenen, gemeinsamen Rhythmus.

Wir merken, dass wir Schlaf brauchen, wenn wir „müde" werden, unsere allgemeine Aufmerksamkeit und Leistungsfähigkeit nachlässt. Eine wesentliche Reaktion, die mit Müdigkeit assoziiert ist, ist das Gähnen.

Gähnen

Es gibt etliche Erklärungsversuche, warum wir gähnen: „Zähne zeigen" ist einer davon, ein anderer tatsächlich, wir würden damit unser „Gehirn kühlen". Fakt ist, dass beim Gähnen die gleichen Neurotransmitter beteiligt sind, die auch Emotionen, Stimmungen und den Appetit beeinflussen. Hier scheint also ein Zusammenhang zu bestehen.

Spannend ist, dass Gähnen eine Art „soziale Funktion" hat, die – ähnlich wie Kratzen – mit den Spiegelneuronen im Zusammenhang steht (Kap. 5). Sehen wir jemanden gähnen, steckt uns das an und wir machen es meist reflexartig nach. In einer Studie aus Pisa konnte sogar gezeigt werden, dass wir auch Tiere damit anstecken können (Hunde fangen in der Umgebung gähnender Menschen ebenfalls an zu gähnen).

Der Auslöser wird meist in Müdigkeit oder Langeweile gesehen. Warum dann aber Gähnen das bevorzugt gezeigte Verhalten ist, bleibt weiter unklar.

Zusätzlich haben wir in uns kleine Uhren (allen voran der sog. Nucleus suprachiasmaticus), die auf die äußeren Reize reagieren und den sog. **zirkadianen Rhythmus** mit aufrechterhalten (zirkadian kommt von circa = ungefähr und dies = Tag, also den Rhythmus, der circa einen Tag vorgibt bzw. uns wissen lässt, dass ein Tag vergangen ist). Sind diese Zentren zerstört, so hat man festgestellt, sind wir nicht mehr dazu in der Lage, einen Rhythmus herzustellen.

Das Licht, das auf die Netzhaut fällt, trifft hier auf ganz spezielle Messinstrumente, die dem Gehirn melden: „Aufwachen, es ist Tag, wir müssen aktiv werden.". Das findet einmal auf ganz kleiner, molekularer Ebene statt, indem unsere Gene bestimmte Eiweiße (sog. Clock-, also Uhr-Proteine) herstellen und tagsüber ausschütten, die abends nicht mehr vorhanden sind. Andererseits spielen aber Hormone eine wichtige Rolle, wie das Melatonin und das Cortisol.

Melatonin und Cortisol – ruhig oder unruhig?

Melatonin wird vor allem im sog. Mittelhirn, in der Zirbeldrüse, aus Serotonin hergestellt und hilft uns maßgeblich dabei, einen gesunden Schlaf-Wach-Rhythmus aufrechtzuerhalten. Licht ist die natürliche Schranke, die dafür sorgt, dass kein Melatonin hergestellt wird. Wird es dunkel, heißt das für die Melatoninherstellung: Bahn frei! Es wird kräftig produziert, im Laufe der Nacht sogar vermehrt, bis um ca. 03:00 h nachts das Maximale herausgeholt wurde (Abb. 6.1), danach sinkt die Kurve wieder. Neben der schlaffördernden Wirkung hat dieses Hormon auch eine stark antioxidative, also zellschützende/-regenerierende Wirkung. Im Winter produzieren wir mehr Melatonin, weil die Tage kürzer

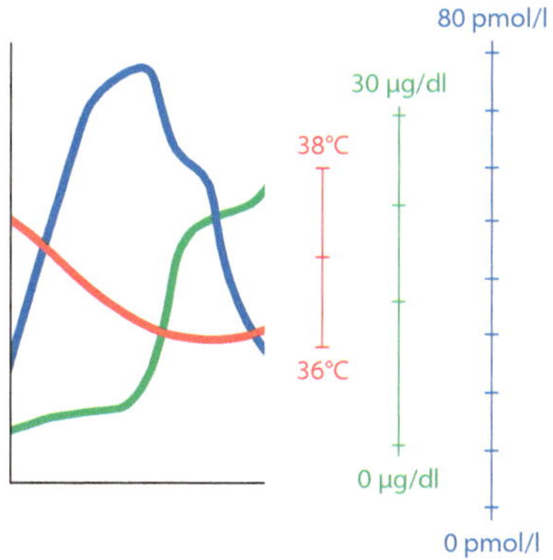

Abb. 6.1 Verlaufskurve der Körpertemperatur, der Melatonin- und Cortisolkonzentration während der Nachtstunden (24 h bis 6 h). Rot = Körperkerntemperatur, grün = Cortisolkonzentration, blau = Melatoninkonzentration

sind, das Sonnenlicht rarer ist. Manchmal kann das zu der sog. „**Winter-Depression**" führen, bei der wir uns schlapp und müde fühlen. Ist zu wenig Melatonin vorhanden, kann es zu Schlafstörungen kommen. Mit zunehmenden Alter geschieht das ganz von selbst, sodass dann auch zunehmend die Gefahr besteht, nicht mehr vernünftig ein- oder durchschlafen zu können. Natürlich tragen auch Schichtarbeiten, Arbeiten vor einem Bildschirm (der uns weißmacht, es sei immer noch Tag) und Reisen in andere Zeitzonen dazu bei, dass unser Körper nicht mehr „richtig in den Rhythmus" findet. Manchmal wird dann sogar Melatonin verabreicht, um den Rhythmus wieder herbeizuzwingen. Damit ist aber Vorsicht geboten – in das hormonelle System einzugreifen, ist immer eine heikle Angelegenheit.

Cortisol fungiert ein bisschen wie ein Gegenspieler zum Melatonin. Da wundert es nicht, dass es die Führung übernimmt, wenn Melatonin seine bereit ist abzugeben: gegen 02:00 oder 03:00 Uhr morgens beginnen die Nebennieren auf Geheiß der Hypophyse hin, vermehrt Cortisol herzustellen und uns dabei zu helfen, natürlich aufzuwachen (Abb. 6.1). Die Produktion erfolgt aber nicht kontinuierlich, eher erhalten wir immer wieder einen kleinen „Schuss" Cortisol. Gegen 8:30 Uhr erreicht das Hormon seinen Höhepunkt. Ab diesem Zeitpunkt fallen die Cortisolwerte über den Tag hinweg und erreichen gegen Mitternacht ihren Tiefpunkt. Cortisol ist ein Hormon mit echter Allroundwirkung: von Veränderung des Blutzuckerspiegels, über Eingriff in die Kochen- und Fettgewebsbildung bis hin zu entzündungshemmenden Wirkungen (was vielleicht jedem bekannt ist, der schon einmal eine Cortisoncreme bei allergischen Hautausschlägen benutzt hat – Cortison ist das Vorläufermodell von Cortisol). In Bezug auf den Schlaf-Wach-Rhythmus ist aber vor allem seine Rolle als Stresshormon wichtig, das unseren Stoffwechsel anregt und uns wachmacht. Bei Fehleinstellungen, also einem „Zu viel", können wir nicht in den Leerlauf oder den ersten Gang schalten. Wer viel Stress hat, sich viele Gedanken macht, kommt nachts nicht zur Ruhe und fährt auch dann noch weiter hochtourig im 4. oder 5. Gang. Ein hoher Cortisolspiegel kann aber auch den Herzkreislauf belasten mit teilweise schweren Folgen: Herzinfarkte und Schlaganfälle treten gehäuft in den Morgenstunden um den Zeitpunkt des Erwachens und der höchsten Cortisolkonzentration auf.

Unsere Körperkerntemperatur (Abb. 6.1) hat auch ihren eigenen Rhythmus und dieser ist eng verbunden mit dem Schlaf-Wach-Rhythmus. Gegen 18:00 h sind wir am wärmsten, danach fällt die Körpertemperatur ab (was das nächtliche Einschlafen fördert), um zwischen 4–6 Uhr wieder anzusteigen.

Wenn wir schon beim körpereigenen Rhythmus sind: auch Schmerzen (Abschn. 6.3.2) und Aufmerksamkeit haben Zeiten, in denen sie mehr oder weniger gut funktionieren. Für die Aufmerksamkeit (Vigilanz) gilt hier, dass sie am niedrigsten in den frühen Morgenstunden ausgeprägt ist, die Unfallgefahr durch Unaufmerksamkeit ist um ca. 3 Uhr morgens maximal.

Nachtschichten

Nacht-/bzw. Schichtarbeit ist für unseren zirkadianen Rhythmus echtes Gift. Das eine ist sicher das ohnehin vorhandene „Leistungstief" zwischen 2–5 Uhr, in denen das Melatonin den weiterarbeitenden beratungsresistenten Menschen quasi schon anschreit: „Bist Du taub? Ruhe! Schlafen!" und die damit erhöhte Gefahr von Arbeitsunfällen, das andere ist, dass es mittlerweile Studien gibt, die belegen, dass Schichtarbeit das Risiko für verschiedene Erkrankungen, insbesondere für Magen-Darm-Störungen und Herzerkrankungen sowie für einige Krebsformen, erhöht.

Sekundenschlaf

Nach einem Schlafentzug – z. B. im Rahmen von mehreren Nachtschichten hintereinander und tagsüber wenig nachgeholtem Schlaf – kann es zu sog. Mikroschlafepisoden kommen (umgangssprachlich: Sekundenschlaf). Wir knicken kurz weg und das Gefährliche daran: wir merken es nicht einmal mehr. Bevor man einschläft fällt nämlich die Wahrnehmung kurz aus – man bemerkt schlicht nicht, dass man in einen kurzen Schlaf abdriftet. Das Auto fährt, die Maschine, an der man steht, arbeitet aber weiter.

Auch der Schlaf an sich folgt einem bestimmten Rhythmus, bei dem sich zwei grundlegende Schlafphasen abwechseln: die NonREM- und die REM-Schlafphasen.

REM-Schlaf und NonREM-Schlaf

Der REM-Schlaf leitet sich vom englischen „**R**apid **E**ye **M**ovement" ab, also „schnelle Augenbewegung". Tatsächlich sind wir in dieser Schlafphase für Schlafende besonders aktiv, bewegen teilweise Arme, Beine und eben auch bei geschlossenen Lidern die Augen. Würde man sich eine Untersuchung zu der Gehirnaktivität anschauen, könnte man sehen, dass eine Aufzeichnung des REM-Schlafes sehr ähnlich aussieht wie eine Aufzeichnung aus dem aufmerksamen Wachzustand, deswegen nennt man diese Schlafphase auch den „paradoxen Schlaf". Wenn Menschen aus dem REM-Schlaf geweckt werden, können sie in 80–90 % der Fälle Träume berichten, die häufig sehr lebhaft und bizarr sind. Scheinbar finden Träume also vor allem in der REM-Schlafphase statt (zwar haben auch einige Studienteilnehmer von Träumen berichtet, wenn man sie aus der Non-REM-Phase weckte, allerdings waren diese nicht lebhaft und bildhaft, sondern eher wie Gedanken – also vielleicht Erinnerungen der REM-Phase).

NonREM-Phasen zeichnen sich hingegen durch eine ruhigere Gehirnaktivität aus. Wir sind im Tiefschlaf, wobei es hier noch einmal die Unterscheidung zum Delta-Schlaf (s. u.) gibt.

Wenn wir einschlafen, haben wir zunächst eine sehr tiefe und ruhige (NonREM-)Schlafphase. Diese wechselt dann etwa 4 bis 5 Mal mit einer REM-Phase ab. In der zweiten Nachthälfte wird der REM-Schlaf mehr, wobei wir insgesamt zum größten Teil im NonREM-Schlaf unsere Nacht verbringen. Der Tiefschlaf, bei dem unsere Muskeln am entspanntesten sind und wir auch nicht träumen, wird auch als „Deltaschlaf" bezeichnet, weil die Hirnströme, die dabei messbar sind, in schönen langsamen Deltawellen verlaufen.

Mittagsschläfchen

Im Süden ist sie (noch) fest etabliert: die Siesta, das Mittagspäuschen. Hier bei uns in Deutschland ist ab dem Alter von etwa 3 bis 70 Jahren eher verpönt, sich zur Mittagszeit hinzulegen und auszuruhen, vielleicht sogar kurz einzuschlafen. Das wird mit Alter und Gebrechlichkeit assoziiert. Studien haben aber gezeigt, dass ein Mittagsschläfchen ähnlich regenerative Fähigkeiten besitzt (Abschn. 6.1.3) wie der Nachtschlaf – wenn auch in geringerem Umfang. In Japan und den USA gibt es ein Umdenken dahingehend, dass größere Firmen ihren Mitarbeitern gesonderte Räume und die Zeit für ein kleines Mittagsnickerchen zugestehen, weil die Leistungsfähigkeit der Arbeiter danach in der Regel gesteigert ist – eine Win-win-Situation sozusagen.

Auf den Punkt gebracht ein Zitat von Jürgen Zulley, Psychologe und Schlafforscher, mit dem er klar Stellung bezieht zum Mittagsschläfchen:

Mittagsschlaf kommt praktisch im gesamten Tierreich vor, und unter den Menschen schlafen fast alle mittags, falls sie die Gelegenheit – und den Mut – dazu haben.

Stehen Sie also zu Ihrem Mittagsschläfchen, es ist weniger ein Zeichen des Alters als eine Möglichkeit, tagsüber die Batterien neu aufzuladen.

6.1.2 Schlafdauer

Die Menge, die jeder Mensch an Schlaf braucht, um für den Tag leistungsstark und gut gerüstet zu sein, ist zum einen individuell und zum anderen von Alter und Tageszustand abhängig. Nehmen wir zum Beispiel ein neugeborenes Baby, mit nur 9 Stunden Schlaf käme es lange nicht aus, das Doppelte wäre eher das normale Schlafpensum eines so kleinen Menschen. Ein erwachsener Mensch braucht in der Regel 7–8 Stunden Schlaf, wobei diese Zahl im Alter meist etwas nach unten korrigiert werden muss (wir erinnern uns an den abnehmenden Melatonin-Spiegel im Alter, s. o.). Letztlich ist eine Schlafdauer zwischen 5 bis 10 Stunden individuell im Normbereich und eher ausschlaggebend, dass man sich erholt fühlt – ob nach 5 oder 8 Stunden.

Der Schlafrhythmus früher...

Es war nicht immer so, dass Durchschlafen die Norm darstellte. Vom Mittelalter bis vor etwa 100 Jahren schlief man in Episoden, die tatsächlich mit einer handfesten

Schlafpause einhergingen. Die erste Episode ging bis ungefähr 03:00 Uhr nachts, dann stand man auf, zog sich an (!) und war für 1–2 Stunden wach, ging sogar zu Nachbarn und hielt ein Pläuschen. Danach legte man sich wieder ins Bett und schlief eine weitere Episode lang.

Die Schlafdauer hingegen war in den unterschiedlichen zurückliegenden Epochen sehr unterschiedlich: Im 16. und 17. Jahrhundert wurde im Durchschnitt 7 Stunden geschlafen. Dann gab es eine Phase um 1900, in der man z. B. weniger schlief. Ein Arbeiter in dieser Zeit kam vielleicht um 23 Uhr nach Hause und musste um 4 Uhr wieder zur Arbeit.

6.1.3 Aufrechterhaltung wichtiger Funktionen

Im Schlaf passiert mehr als man denkt:

1. **Wir drosseln unseren Energieverbrauch**. Vor allem der Delta-Schlaf trägt dazu bei, dass wir kaum Energie benötigen/verbrauchen (bis zu 20 % weniger als normal), auch die niedrige Körpertemperatur klaut uns weniger Energie. Einzig das Gehirn wird weiterhin konstant mit der gleichen Energiemenge versorgt, die es auch tagsüber braucht.
2. **Wir erholen uns**. Nach einem guten und ausreichenden Schlaf fühlen wir uns „wie neugeboren". Das ist unser eigenes Empfinden. Aber tatsächlich erholt sich auch unser Körper etwas, wenn wir im Ruhezustand des Schlafs sind. Zuckerspeicher werden aufgefüllt, Proteine hergestellt, Gift- und Abbauprodukte verstärkt abtransportiert. Und vor allem unser Immunsystem

arbeitet auf Hochtouren. Wenn wir zum Beispiel krank waren oder uns körperlich sehr verausgaben, nimmt in der Folge der Deltaschlaf zu, der Körper holt sich also mehr Regenerationszeit zurück. Nicht ohne Grund heißt es, dass man sich „gesund schläft". Ein chronischer Schlafmangel geht einher mit einer größeren Anfälligkeit für Erkältungen, chronische Entzündungen und Krebserkrankungen.

3. **Wir sind in der Lage, tagsüber konzentriert und aufmerksam zu sein.** Um Dinge verstehen und erinnern zu können, um aufmerksam zu sein, benötigen wir bestimmte Funktionen, die das Gehirn steuert. Die Strukturen im Gehirn, die dafür zuständig sind, reagieren sehr empfindlich auf Schlafentzug – und hier reicht schon eine Nacht.

4. **Unser Gehirn „fährt runter".** Wenn wir tagsüber Informationen (also auch jede Art von Reiz) verarbeiten, sorgt das für eine starke Aktivierung von „Verarbeitungswegen" bzw. synaptischen Verschaltungen im Gehirn. Um diese starke Aktivität wieder runterzufahren, um für den nächsten Tag neu bei „Null" starten zu können, benötigt das Gehirn den Schlaf.

5. **Wir trainieren unser Gedächtnis**: Lernen wir etwas, z. B. Vokabeln oder eine neue Fähigkeit, und schlafen danach für eine gewisse Zeit, können wir das Gelernte meist besser erinnern und wiedergeben. Man geht davon aus, dass gerade der Deltaschlaf wichtig ist für diese Funktion des Schlafs. Es kommt also zu einer Gedächtnisbildung/einem Gedächtnistraining im Schlaf.

6.2   Wenn es mit dem Schlafen nicht so klappt

Millionen Menschen haben Probleme mit dem Schlafen und es werden leider immer mehr. 66 % der arbeitenden Bevölkerung zwischen 35 und 65 Jahren gab im Jahr 2010 an, einen gestörten Schlaf zu haben – mehr als die Hälfte! Hochgerechnet sind das etwa 34 Millionen Menschen! Allerdings heißt ein subjektives Empfinden von „zu wenig Schlaf" noch lange nicht, dass auch tatsächlich wenig oder gar nicht geschlafen wurde. Viele Teilnehmer an Schlafstudien, die behaupteten, sie würden nachts kaum schlafen, zeigten während der Untersuchung teilweise trotzdem längere Schlafphasen. Ausschlaggebend ist das eigene Gefühl, erfrischt oder gerädert aus dem Schlaf aufzuwachen. Letzteres kann auch dann der Fall sein, wenn man zu den wenigen Menschen gehört, die schlafwandeln:

Schlafwandeln

Max ist 4 Jahre alt und hat bis eben noch ruhig geschlafen. Plötzlich steht er auf, geht aus dem Kinderzimmer und ruft „Mami" durch den Flur. Er geht weiter durch die Räume, seine Mutter ist längst wachgeworden und steht neben ihm, redet auf ihn ein, dass sie doch da sei. Aber Max scheint sie nicht wahrzunehmen, rennt weiter durch die Wohnung und fängt an zu weinen, weil er seine Mutter nicht finden kann. Seine Mutter nimmt ihn vorsichtig auf den Arm, redet leise und beruhigend auf ihn ein und trägt ihn zurück zum Bett. Max legt sich hin und schläft ein, als wäre nichts gewesen. Am nächsten Morgen weiß er von nichts mehr.

Max hat schlafgewandelt, was man in der medizinischen Fachsprache Somnambulismus nennt. Genaue Zahlen zu den Betroffenen gibt es nicht, aber man geht davon aus, dass bei Erwachsenen unter 5 %, bei Kindern jedoch 20–30 % betroffen sind. Eine Sonderform im Kindesalter ist der sog. **„Pavor nocturnus"**, der „Nachtschreck", bei dem die kleinen Schläfer nicht aus einem scheinbaren (Alb-)Traum geweckt werden können – was für die Eltern manchmal ganz furchtbar ist, ist aber häufig eine nicht krankheitsbedingte Episode, aus der die Kinder auch wieder rauswachsen.

Warum es genau zu schlafwandlerischen Phasen kommt, ist nicht bekannt – spannend ist jedoch, dass sie nicht mit der REM-Schlafphase (also der ohnehin aktiveren), sondern mit dem Non-REM-Stadium in Verbindung stehen.

Weiter oben wurde schon beschrieben, wie schwierig für unseren Körper Schichtarbeit und der damit verbundene Rhythmuswechsel ist. Aber auch der Schlafentzug kann verheerende Folgen haben.

Schlafentzug

In einem sind sich die Forscher einig: Langfristig zu wenig Schlafzeit wirkt sich negativ auf die Psyche und den Körper aus. Kurzfristig kann zu wenig Schlaf zwar die Stimmung heben (deswegen ist milder Schlafentzug ein möglicher therapiebegleitender Ansatz bei Depressionen), langfristig werden wir aber krank durch zu wenig Schlaf. Unser Herz-Kreislauf-System wird überlastet, unser Ernährungsverhalten ändert sich ungünstig, Konzentration und Aufmerksamkeit leiden eklatant. Was für jeden einzelnen „zu wenig" bedeutet, ist in der Spanne zwischen 5–10 Stunden individuell unterschiedlich.

Es hört sich so einfach an: Man kann nicht schlafen, wirft ein paar Pillen ein und schon ist das Problem gelöst. Kurzfristig kann das eine Hilfe sein, aber wie immer ist auch hier mit einer medikamentösen Behandlung Vorsicht geboten:

Schlafmedikamente

Etwa 1,2 Millionen Deutsche nehmen täglich Schlafmittel, weil sie keinen anderen Weg mehr sehen, gegen Erschöpfung und Schlafstörungen anzukommen. Doch Vorsicht ist geboten, viele Schlafmittel beruhigen nur, sie entspannen, und so ermöglichen sie das Einschlafen. Sie stören aber den Tiefschlaf, er ist dann leichter. Warum genau, ist nicht bekannt. Ob man eher mit der pflanzlichen oder chemischen Variante zurechtkommt, muss jeder für sich und in Absprache mit seinem Arzt entscheiden – wichtig ist nur, dass man dem Körper irgendwann auch wieder die Chance lässt, selbst ohne Hilfe in den Schlaf zu finden und sich zu regulieren.

6.3 Wussten Sie eigentlich schon…

6.3.1 …dass wir ohne Schlaf sterben würden?

Nicht ohne Grund gab und gibt es zahlreiche Kulturen, die Schlafentzug als Foltermethode angewendet haben. Schlafentzug ist wahre Marter:

In vielen Studien wurde versucht, durch die Verringerung von Schlaf oder bestimmten Schlafstadien etwas über die Funktion des Schlafes zu erfahren. Was man dabei festgestellt hat, dass länger andauernder Schlafentzug für den

Körper purer Stress ist und purer Stress sorgt auf lange Sicht für Krankheiten, unser System ist überlastet. Bei Nagern (also z. B. Ratten) führt totaler Schlafentzug über mehr als 20 Tage zum Tod, meist aufgrund einer Blutvergiftung, Erreger können sich ungehindert im gesamten Körper ausbreiten. Diese Ausbreitung scheint in enger Verbindung zu stehen damit, dass der Schlafentzug unsere Körpertemperaturregelung komplett durcheinanderwirbelt. Auch bei Menschen, die wegen eines Gendefekts als Erwachsene die sog. fatale familiäre Insomnie entwickeln, führt die mit dieser Erkrankung einhergehende andauernde Schlaflosigkeit innerhalb von 7–24 Monaten zum Tod. Der längste, gut dokumentierte quasi-experimentelle totale Schlafentzug beim Menschen betrug 11 Tage. Aber ab der 3. Nacht können wir ohne fremde Hilfe nicht mehr wach bleiben – unser Körper fordert dann sein Recht, ohne unseren Willen zu fragen. Kurze Mikroschlafepisoden greifen zunehmend auf den Tag über. Später kommt es zu Halluzinationen.

Fazit ist: Länger andauernder totaler Schlafentzug führt zum Tod. Und zwar in erster Linie, weil unser Abwehr-(Kap. 8) und Temperatursystem nicht mehr dazu in der Lage ist, sich vernünftig zu regenerieren und fremden Erregern etwas entgegenzusetzen.

6.3.2 …dass Schmerztabletten mitten in der Nacht eingenommen weniger Wirkung zeigen?

Wie weiter oben bereits erklärt, hat vieles in uns einen natürlichen Rhythmus, dazu zählt auch der Schmerz. Die Schmerzempfindlichkeit ist am geringsten zwischen

12–18 Uhr und am stärksten ausgeprägt zwischen 0–3 Uhr. Schmerzmittel wirken daher nachts, zum Zeitpunkt erhöhter Schmerzempfindlichkeit, weniger gut.

6.3.3 …dass manche nicht mehr ohne weiteres in ihren Rhythmus finden können?

Man nennt dieses Phänomen das Delayed-Sleep-Phase-Syndrom. Hier gelingt es dem Betroffenen nicht mehr, eine einmal eingetretene Phasenverschiebung in Richtung Später-zu-Bett-gehen wieder rückgängig zu machen. Eine Chronotherapie (allmähliches Verschieben der Bettzeiten) sowie eine Lichttherapie (Gabe aktivierenden Lichtes zu bestimmten Phasen) können diese Erkrankungen lindern.

6.3.4 …dass Kinder im Schlaf wachsen?

Eltern kennen es vielleicht, das unruhige Hin- und Herrollen während Wachstumsphasen bei ihren Kindern. Tatsächlich wachsen Kinder vor allem im Schlaf.

7

Essen

Inhaltsverzeichnis

© Springer-Verlag GmbH Deutschland, ein Teil von
Springer Nature 2018
M. Kahl-Scholz, *Mensch! Erstaunliches über den Körper,*
https://doi.org/10.1007/978-3-662-56155-3_7

Während Essen in den armen Ländern immer noch etwas mit Not und blankem Überlebenskampf zu tun hat, ist es in den westlichen Ländern zu einer Religion geworden: Wann sollte man was essen (oder nicht)? Eine Meldung über schlechtes und gesundes Essen löst die nächste ab. Was gerade noch gut für den Körper war, wird durch eine weitere Studie als schädlich enttarnt. Aber was braucht der Körper denn nun wirklich zum Leben? Und was bringen Diäten (außer vielleicht dem Jo-Jo-Effekt)? Auf diese und weitere Fragen gibt dieses Kapitel Antworten.

7.1 Warum ist Essen für uns so wichtig?

Diese Frage muss von zwei Seiten aus beleuchtet werden: von der biologischen und von der psychologischen Seite. Fangen wir mit der ersten an:

7.1.1 Biologische Komponente

Biologisch betrachtet brauchen wir Nahrung und Flüssigkeit, um zu überleben. Unsere Zellen brauchen Nährstoffe, um zu funktionieren – sie brauchen Energie in Form von Zucker, Fett und Eiweiß, aber auch verschiedene andere Nahrungsbestandteile, die dabei helfen, dass die Zellen ihre Aufgaben erfüllen, miteinander kommunizieren und wachsen, aber auch sterben können. Neben dem, was wir essen und trinken, ist die Luft (besser gesagt der Sauerstoff der Luft) die andere wichtige Nahrungsquelle für uns, auf die unsere Zellen angewiesen sind.

Wie viel wir wovon brauchen, ist von Mensch zu Mensch unterschiedlich und von vielen Faktoren abhängig. Wie alt sind wir? Wie schwer? Sind wir Mann oder Frau? Was machen wir tagsüber, sind wir aktiv oder eher Couchpotatos? Gemessen wurde früher unser Grundbedarf in Kilokalorien (kcal, abgeleitet vom lateinischen Wort „calor" für „Wärme", denn was darüber gemessen wurde, waren die Wärmemengen, die durch ein bestimmtes Lebensmittel entstehen konnten bzw. ihr „physiologischer Brennwert"). Mittlerweile, wenn auch noch nicht so geläufig, wird eigentlich in Joule (J) gemessen. Weil für viele die Kilokalorien bekannter sind, wird im Folgenden aber damit weitergearbeitet.

Jeder von uns hat einen sog. **„Grundbedarf/-umsatz"**, das ist das, was die Zellen in Ruhe benötigen, um alle Funktionen – also auch das nebenherlaufende Atmen, Schlucken und Verdauen oder den Herzschlag – aufrechtzuerhalten. Dieser Umsatz berechnet sich nach einer etwas kompliziert klingenden Formel, nach der z. B. eine Frau von 30 Jahren, einer Größe von 169 cm und einem Gewicht von 57 kg etwa bei 1350 kcal Bedarf läge. Diesen Wert hätten wir schnell erreicht, wenn man bedenkt, dass beispielsweise eine Scheibe Gouda schon 120 kcal, ein Brötchen bis zu 250 kcal und ein Glas Limonade etwa 100 kcal hat. Zu diesem Grundumsatz kommt aber nun noch der **„Leistung-"** oder **„Arbeitsumsatz"**. In dem Wort steckt schon, worum es geht: Das, was wir tagsüber eben nicht in Ruhe machen, sondern für das wir zusätzliche Energie benötigen (Gehen, Laufen, selbst Stehen verbraucht mehr Energie als Sitzen), wird hier aufgerechnet auf den Grundbedarf. Je nach Tätigkeit können so noch einmal 600–1000 Kalorien hinzukommen. Bei all diesen wissenschaftlichen Überlegungen sollte man nicht vergessen, wie unterschiedlich wir sind und wie sich diese Individualität auch in der Fähigkeit zeigt, Nahrung zu verarbeiten. Tatsächlich gibt es Menschen, die dazu in der Lage sind, das letzte Bisschen aus der Nahrung rauszuziehen und die im Vergleich zu anderen mit viel weniger Essen mehr erreichen. Oder, um die andere Seite der Medaille zu beleuchten: Bei denen eine ganz normale Portion Nahrung ganz anders zu Kalorienbuche schlägt als beim vermeintlichen Durchschnitt. Denn damit wären wir bei dem Thema: Was macht der Körper mit dem, was wir ihm zuführen, was er aber gerade nicht braucht, weil die Energieverwerter maximal gut gefüllt sind? Er ist klug und denkt wirtschaftlich, er legt es für spätere, vielleicht schlechtere Zeiten an: die Geburtsstunde unserer Fettdepots (Abschn. 7.2.1)!

Und wovon brauchen wir nun am meisten? Wie sollte unsere Nahrung zusammengesetzt sein? Grob geschätzt brauchen wir in der Aufteilung der Nahrung mit ca. 60 % am meisten Zucker (Kohlenhydrate), gefolgt von den Fetten (Lipiden) mit etwa 30 % und den Eiweißen (Proteinen) mit 10 % (Abb. 7.1). Aber damit ist es nicht getan. Wir brauchen auch Vitamine, Mineralstoffe, Ballaststoffe und vieles mehr.

Mikronährstoffe

In letzter Zeit hört man immer wieder, wie wichtig Mikronährstoffe sind und immer häufiger finden sich Nahrungsergänzungsangebote, in denen Mikronährstoffe einen

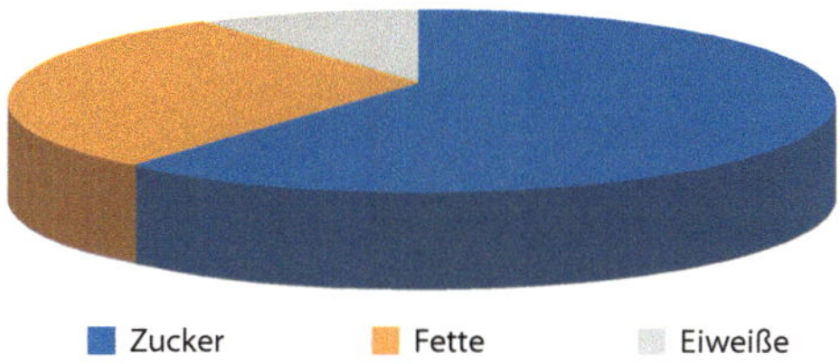

Abb. 7.1 Nahrungsverteilung an Zuckern, Fetten und Eiweißen

wichtigen Bestandteil darstellen. Im Gegensatz zu sog. Makronährstoffen (hierzu zählen Fett, Eiweiß und Zucker, s. o.), die vor allem als Brennstoff für unsere Zellen dienen, liefern uns Mikronährstoffe nicht in erster Linie Energie, sondern erfüllen andere Aufgaben. Mikronährstoffe sind Vitamine, Mineralstoffe und Spurenelemente. Sicher kann es hier durch Krankheit oder jahreszeitlich bedingt zu kurzfristigen Mangelzuständen kommen, aber ob diese immer gleich mit Ergänzungspräparaten ausgeglichen werden müssen oder ob unser Körper vielleicht selbst sehr gut dazu in der Lage ist, sich aus einer ausgewogenen Ernährung wieder in ein Gleichgewicht zu bringen, sei dahingestellt.

Da Zucker unser wichtigster Energielieferant ist, ist es sehr klug vom Körper, gerade für das Fehlen von diesem Nährstoff ein spezielles Warnsystem zu haben: Sinkt unser Zuckerspiegel im Blut, kriegen wir Hunger. Essen wir dann, sorgt ein kluges Hormon dafür, dass der Zucker auch dort landet, wo er hingehört:

Insulin

Insulin ist ein Hormon, das in unserer Bauchspeicheldrüse (Pankreas) hergestellt wird. Es spielt eine zentrale Rolle bei der Aufrechterhaltung eines konstanten Blutzuckerspiegels. Essen wir und steigt so unser Zuckergehalt im Blut an, wird Insulin ausgeschüttet und sorgt dafür, dass unsere Zellen vermehrt Zucker aufnehmen. In der Folge sinkt der Blutzuckerspiegel wieder. Hormone, die dagegenhalten, sind vor allem Glukagon, Adrenalin und Cortisol, sie erhöhen den Blutzuckerspiegel wieder. Warum ein möglichst ausgeglichener Blutzuckerspiegel wichtig ist, wird in der nächsten Box erklärt.

Diabetes mellitus – der zuckersüße Durchfluss

Warum ist ein hoher Blutzucker überhaupt schlecht? Umso mehr, desto besser, oder? Nein, hier gilt das absolut nicht. Ein immer wieder stark erhöhter Blutzucker kann krankmachen und wird in seiner chronischen Form als „Diabetes mellitus" bezeichnet. Übersetzt heißt das so viel wie „honigsüßer Durchfluss" und man möchte lieber nicht wissen, wo der Name herrührt; nur so viel: ein zu hoher Blutzucker verursacht auch einen höheren Zuckergehalt im Urin und früher hatte man als Messmittel vor allem die eigenen 5 Sinne zur Verfügung… Der Grund für diese Erkrankung liegt entweder in einer Ermüdung der Insulin-produzierenden Zellen, einer Ermüdung der anderen Körperzellen, auf Insulin reagieren zu wollen, oder an einem Produktionsstop in der Bauchspeicheldrüse. Ein dauerhaft erhöhter Blutzucker macht das Blut dicker und schadet den Zellen. Erste Symptome können ein häufiges Durstgefühl bei gleichzeitigem verstärkten Harndrang, Gewichtsabnahme, Müdigkeit, Kraftlosigkeit und Sehstörungen sein. Schlimmer sind jedoch die Langzeitschäden. Die Gefäße sind auf lange Sicht einem hohen Blutzuckerspiegel nicht gewachsen, sie verändern sich so, dass die Organe, die sie versorgen, mitgeschädigt werden. Schlaganfall, Herzinfarkt oder Nierenschäden, Durchblutungsstörungen und Nervenerkrankungen können die Folgen sein.

Wenn es heißt, wir brauchen rund 60 % Zucker, bedeutet das nicht, dass wir einfach ein paar Löffel mehr in den Kaffee rühren sollten. Zucker ist nicht gleich Zucker und wenn wir unkontrolliert Unmengen an Kohlenhydraten zu uns nehmen, hat das verheerende Folgen für unser Zuckerwarnsystem. Es gibt sehr schnell verfügbare Zucker und welche, die der Körper (besser gesagt der Darm) erst aus dem Nahrungspaket auspacken muss, damit er an sie rankommt. Zu den letzteren zählen z. B. die Kohlenhydrate aus Vollkornnudeln, Naturreis oder Körnerbrötchen. Der Vorteil an diesen gut verpackten Zuckern ist, dass sie nicht explosionsartig den Blutzuckerspiegel nach oben treiben (wie es bei den Industriezuckern der Fall ist), sondern nach und nach vom Darm an das Blut abgegeben werden. Der Blutzuckerspiegel erfährt so keine Achterbahnfahrt, sondern eher eine Reise durch sanfte Hügellandschaften.

Blutzuckerschwankungen

Wenn unser Blutzucker ständig zwischen himmelhochjauchzend und zu Tode betrübt schwankt, dann ist das für unseren Körper eine echte Herausforderung. Immer wieder muss er notfallmäßig Justierungen vornehmen, um Schlimmeres zu vermeiden. Ein zu hoher Blutzucker schwächt uns auf Dauer ebenso wie ein zu niedriger. Schwäche und Abgeschlagenheit können gleichermaßen auftreten, ebenso wie Heißhungerattacken und Konzentrationsschwierigkeiten. Ein ständiges Leben in den Extremen passt dem Körper nicht, weil er sich dem immer nur kurzfristig anpassen kann. Folge sind Erkrankungen, wie z. B. der oben beschrieben Diabetes mellitus.

7.1.2 Psychologische Komponente

Psychologisch betrachtet spielen mehrere Komponenten mit in die Frage rein, warum wir das Essen so zelebrieren oder es manchmal einfach nicht mehr können. Nicht ohne Grund heißt es, „es sei einem etwas auf den Magen geschlagen" „hätte den Appetit verdorben", „läge schwer im Magen" oder „würde Magengrummeln verursachen". Damit ist nicht etwa die soeben verspeiste Currywurst gemeint, sondern eindeutig etwas, was uns auf der Gefühlsebene berührt. Menschen mit depressiven Verstimmungen etwa haben häufig den Hang, entweder gar nichts oder zu viel zu essen, in beiden Fällen fehlt die Mitte, die meist dann auch der Seele fehlt. Nicht ohne Grund gibt es seit den 70er Jahren „Ernährungspsychologie" als eigenes Fach. Gefühle schlagen auf den Magen, jeder, der schon einmal unter Lampenfieber oder Prüfungsangst gelitten hat, weiß, wovon die Rede geht.

Aber darüber hinaus ist Essen auf der psychologischen Eben auch zu etwas geworden, das einen gewissen Unterhaltungs- und Prestigewert hat. Wie sonst könnte man sich die unzähligen erfolgreichen Kochshows oder den Erfolg von Trend-Food oder Sternerestaurants erklären? Ohne Fleisch, nur Fleisch, vegan, steinzeitlich, mikrostofflich, mit Vergoldung, ohne Zucker, nur getrennt, balaststoffreich, glutenfrei – es gibt unendliche viele Varianten, die innovativ sein wollen.

7.1.3 Essensrhythmus

Die westliche Vorstellung davon, wann wir etwas zu essen haben (morgens-mittags-abends), hat sich weniger daraus entwickelt, auf welchem Pegel sich unser Zuckerspiegel befindet als vermutlich vielmehr damit, wann vor etlichen Jahrtausenden Nahrung verfügbar war – und das war eben nicht mitten in der Nacht der Fall.

Trotzdem spielt auch die Hormonausschüttung hier eine Rolle: Bei Schichtarbeitern hat sich z. B. gezeigt, dass durch eine erhöhte Ausschüttung von Leptin (ein Hormon, das den Appetit anregt) und Cortisol (Abschn. 6.1.1) auch der Hunger erhöht ist und der Blutzuckerspiegel stärker nach einer Mahlzeit erhöht wird als es normal wäre.

7.2   Was ist gute, was ist schlechte Ernährung?

Es gibt mittlerweile so unendlich viele Empfehlungen zu dem, was gut, was schlecht, was gesund, was gesundheitsschädlich ist, dass man nicht mehr wirklich eine klare Sicht im Dschungel der Ernährungstipps finden kann.

Auch dieses Buch wird das nicht schaffen, letztlich muss jeder für sich entscheiden, was für ihn gefühlt gut oder schlecht ist. Hört man auf den Körper, ist man schon ein ganzes Stück weiter, denn wir haben in der Regel ein gut ausgetüfteltes Navigationssystem in uns, das uns sicher durch das Leben führt (und manchmal auch zur Portion

Pommes mit Mayo und Ketchup). Leider haben wir nur zunehmend Schwierigkeiten damit, die Hinweise dieses Systems wahrzunehmen.

Auch wenn hier keine Lücke in die Empfehlungsbresche geschlagen werden kann, sollen im Folgenden doch ein paar Aspekte näher beleuchtet werden – vor allem jene, die Professor Buselmaier, Biologe und führend in der evolutionären Biologie (die aufdeckt, was in unseren Genen geschrieben steht und inwieweit das mit unserer heutigen Gesellschaft einhergeht), ausführlich zum Thema Ernährung geäußert hat:

- Ein großes Problem in unserer Ernährungsweise ist, dass wir viel konsumieren möchte und das bitte in einer entsprechenden Auswahl und zu einem möglichst günstigen Preis. Dadurch ist allein die Nutztierhaltung in Deutschland immens angeschwollen zu einer riesigen Maschinerie und in dieser Massenproduktion werden Tiere aufgrund von Stress und engen Lebensbedingungen schon mal krank – das Gegenmittel? **Antibiotika.** In Deutschland werden davon rund 1700 Tonnen in der Nutztierhaltung eingesetzt (im Vergleich dazu verschreiben Ärzte etwa 250 bis 300 Tonnen, um ihre Patienten zu kurieren). Die Folge ist, dass wir Antibiotika über unser Essen einnehmen, die wir nicht brauchen, und die dazu führen, dass die Keime, die uns schädlich werden können, zunehmend resistent werden gegen diese Mittel. Brauchen wir sie dann wirklich, wenn wir krank sind, wirken sie nicht mehr.

- „Iss Spinat Kind, da ist Eisen drin, das ist gesund." – der eine oder andere kennt sie vielleicht noch, diese Aufforderung der besorgten Mutter. Fakt ist, dass sich vor 100 Jahren jemand in der Kommastelle vertan hat, als er den Eisengehalt von Spinat angab. Und zack war Spinat ganz zu Unrecht eines der eisenhaltigsten Gemüse, die man kaufen konnte. Generell gilt für den Zusatz von **Vitaminen**, dass hier Vorsicht mit einem „Zu viel" geboten ist. Neuere Studien zeigen, dass das Krebsrisiko durch z. B. Vitamin E und C nicht so gesenkt wird, wie zunächst gedacht, im Gegenteil, Vitamin E scheint es sogar zu erhöhen, gerade, wenn es in Kombination mit anderen Vitaminen verabreicht wird.

- **Probiotische Lebensmittel** werden ebenfalls zuhauf im Kühlregal angeboten. Sie sollen den Darm mit guten Bakterien versorgen, auf dass sich diese dort ansiedeln. Dafür müssen sie aber erst einmal den holprigen Säureweg des Magens überstehen (was schon einmal nicht alle schaffen). Andere leben einfach nicht lang genug, um dem Darm ein neues Bakterienoutfit zu verpassen. Neben all den angepriesenen probiotischen Lebensmitteln ist auch ein ganz normaler Joghurt und simple Milchprodukte (aber auch fermentierte Produkte wie Sauerkraut) Balsam für den Darm und seine Bakterien.

- In letzter Zeit ist im wahrsten Sinne das **Superfood** in aller Munde. Hierunter versteht man vor allem Lebensmittel, die einen hohen Gehalt an wichtigen Fettsäuren und Antioxydanzien besitzen (Beispiele sind Heidelbeeren, Avocados, Chiasamen, Leinsamen etc.). Keine Frage, sie sind reichhaltig und gesund, die

„Superfoods", aber das sind viele andere Obst- und Gemüsesorten, Nüsse und Getreide auch. Wichtiger ist hier vermutlich doch eher, den eigenen Geschmack und nicht den Superfoodfaktor entscheiden zu lassen, und überhaupt Obst und Gemüse zu essen.

> **Fleisch macht Köpfchen**
>
> Eine etwas eigenartige Überschrift, aber sie beschreibt unsere evolutionsgeschichtliche Entwicklung zum modernen Menschen, die – alle Vegetarier sollten bitte jetzt weghören – ohne Fleisch vermutlich so nicht stattgefunden hätte. Fleischverzehr war früher zum Überleben notwendig, aber zur Verdauung von rohem Fleisch war auch mehr Darm nötig. Als unsere Vorfahren aber auf die Idee kamen, Essen zu braten oder zu kochen, musste unser Darm nicht mehr so hart arbeiten, um an die Inhaltsstoffe des Fleisches zu kommen, die er brauchte. Er wurde kleiner und um 900 g leichter. Die gesparte Energie kam aber nun unserem Gehirn zugute, dass von 450 ccm auf 1330–1400 ccm Anwuchs – also: Fleisch macht(e) Köpfchen!

7.2.1 Übergewicht

Übergewicht entsteht durch ein „Zu viel" und durch falsche Ernährung bzw. mangelnde Bewegung. Es ist vor allem in den westlichen Ländern zu einem Problem geworden. Wir sitzen einfach viel, bewegen uns wenig und Essen schnell zwischen Tür und Angel irgendwas, damit der Magen Ruhe gibt. Übergewicht hat leider handfeste Folgen für den Körper: das Herz-Kreislauf-System muss viel mehr arbeiten, es gilt mehr zu versorgen,

Bluthochdruck, Diabetes und Krebserkrankungen können die Folge sein.

Viele versuchen, sich über eine Diät in ihr Normalgewicht zurückzubringen, erleiden aber herbe Rückschläge, die auch als Jo-Jo-Effekt bezeichnet werden:

Diät und Jo-Jo-Effekt

Wenn wir essen, haben wir einen bestimmten Bedarf an Brennstoffen, die wir benötigen (Abschn. 7.1.1), um unsere Körperfunktionen aufrechtzuerhalten. Alles, was wir darüber hinaus aufnehmen, schmeißt unser Körper nicht einfach wieder raus, sondern behandelt es ganz wirtschaftlich als Vorratsspeicherfüllung. Was er in den Vorratsraum legen kann, ist vor allem Speicherzucker (Glykogen) und Speicherfett, das er in Form von kleinen Fettgewebszellen (Adipozyten) an bestimmten Stellen (in erster Linie Bauch, Beine, Po) deponiert.

Fangen wir nun eine Diät an, essen wir i. d. R. weniger an Brennstoff, als unser Körper benötigt, mit der Folge, dass er an seinen Vorratsraum geht und hier und da ein bisschen Fett verschwinden lässt. Dabei sei darauf hingewiesen, dass bei Blitzdiäten nicht wirklich der Fettdepotvorratsraum geöffnet wird, sondern Wasser und Muskeln abgebaut werden. Langfristige Ernährungsumstellung ist daher das Zauberwort. Denn das nächste Problem ist: wenn wir nach der Diät wieder „wie früher" essen, haben wir zum einen einen niedrigen Grundumsatz (wir wiegen ja weniger) und zum anderen hat der Körper das Gefühl: heißa, hopsasa, das war ja mal eine schöne Hungerperiode, umso mehr ein Grund, neue Depots zu schaffen. Wer also langfristig sein Gewicht halten möchte, sollte sanft, vielfältig und stabil seine Ernährungsgewohnheiten ändern.

Bau- und Speicherfett

Fett ist nicht gleich Fett! Das gilt für die Ernährung, aber auch für den Körper, denn der verfügt über zwei verschiedene Varianten. Zum einen baut er mit dem Baufett den Körper so auf, dass bestimmte Organe an Ort und Stelle bleiben. Klassische Beispiele hierfür sind das Baufett der Nierenkapsel, durch das die Nieren an ihrem Ort im hinteren Rückenbereich gehalten werden, oder das Baufett in der Augenhöhle, das den Augapfel gut sichert (was auch der Grund ist, warum sehr stark untergewichtige Menschen meist auch in die Höhlen eingefallene Augen haben, denn irgendwann greift der Körper auch das Baufett an, wenn kein Speicherfett mehr da ist). Das Speicherfett ist das Fett, das viele gerne nicht hätten, weil sie es für unansehnlich halten (es wird noch einmal in weißes und braunes Fett unterteilt, wovon letzteres bei Freisetzung mehr Wärme liefert). Wer sich beim nächsten Blick in den Spiegel über das ein oder andere Fettpölsterchen aufregt, sollte nicht vergessen, dass es einem bei der nächsten Magen-Darm-Grippe davor bewahren kann, in Sachen Energie ganz abzubauen.

Zu viel Speicherfett ist also eine Belastung für den Körper. Wer wirklich seine Ernährung umstellen möchte, um ein bisschen davon abzubauen, sollte eher einer langfristigen Ernährungsveränderung entgegensehen und mehr Bewegung, als irgendwelchen Blitzdiäten oder Radikalkuren.

7.3 Wussten Sie eigentlich schon…

7.3.1 …dass unser Gehirn auf Zucker steht?

Ja, Zucker (Glucose) findet unser Gehirn besonders gut, um genau zu sein, ist er das Nahrungsmittel schlechthin, über das es seinen Energieumsatz deckt und der ist nicht gerade gering. Das Gehirn macht zwar nur 2–3 % deines Körpergewichtes aus, benötigt dafür aber 20 % der Energie, die insgesamt zur Verfügung steht. Das bedeutet nicht, dass man haufenweise Industriezucker zu sich nehmen sollte, um besser denken zu können, aber bei der nächsten Diät in Richtung „Kohlenhydrate komplett vermeiden" sollte man kurz erbarmungsvoll an das Organ denken, dass das Denken überhaupt erst möglich macht.

7.3.2 …dass unser Bauch ein schlaues Kerlchen ist?

Immer wieder war es in der letzten Zeit zu hören, dieses prägnante Schlagwort: Darmgehirn. Was ist damit gemeint? Bestimmt unser Darm etwa mit beim Denkprozess? Ja, tatsächlich weiß man mittlerweile, dass unser Essverhalten Einfluss auf unsere Emotionen hat. Die dahinterstehenden Mechanismen sind noch nicht vollständig erforscht, aber scheinbar haben unsere Darmbakterien ganz wesentlich damit zu tun. Je nachdem, welches Futter sie erhalten, vermehren sich bestimmte von Ihnen, andere weniger, und damit auch das, was sie produzieren. Außerdem ist der Darm durchsetzt mit einem dichten Geflecht von zahlreichen Nervenzellen, die ganz für sich stehend agieren. Wie genau das den ganzen Körper beeinflusst, ist noch nicht endgültig geklärt.

7.3.3 …dass es den aus Solidarität in der Schwangerschaft zunehmenden Mann tatsächlich gibt?

Als Couvade-Syndrom (franz. couver bedeutet ausbrüten) bezeichnen Wissenschaftler das Phänomen von entstehenden Schwangerschaftssymptomen beim Mann, wenn er mit einer schwangeren Frau zusammen ist. Es kommt beim Mann zu Symptomen wie Gewichtszunahme, Stimmungsschwankungen, anwachsendem Bauch, Erbrechen u. ä. Vor allem besonders mitfühlende Männer würden zu „Parallelschwangerschaften" oder „Sympathieschmerz" neigen. Ursächlich sind wohl auch hier die Spiegelneurone (Abschn. 5.2).

8

Kämpfen (Immunabwehr)

Inhaltsverzeichnis

© Springer-Verlag GmbH Deutschland, ein Teil von
Springer Nature 2018
M. Kahl-Scholz, *Mensch! Erstaunliches über den Körper,*
https://doi.org/10.1007/978-3-662-56155-3_8

Der Mensch hat es geschafft, sich all seine natürlichen Feinde durch Zivilisation und Fortschritt vom Leibe zu halten – könnte man meinen. Das stimmt aber so nicht ganz. Unsere natürlichen Feinde sind geschickt und wir bemerken am Anfang nicht einmal, dass sie uns angreifen, denn sie haben einen entscheidenden Vorteil: Man kann sie nicht sehen. Die Rede ist von Bakterien, Viren und Pilzen, die Erkrankungen hervorrufen können, gegen die teilweise kein Medikament gewachsen ist. Dass wir aber dennoch den meisten Angriffen Stand halten können, verdanken wir unserer Immunabwehr, unserem körpereigenen Task-Force-System, das Unglaubliches leistet. Aber wie tut es das? Und warum greift der Körper manches Mal auch sich selber an? Und was haben Polypen, Mandeln und Blinddarm mit dieser Task-Force zu tun? Auf diese und andere Fragen gibt das vorliegende Kapitel Antworten.

8.1   Wer kämpft da eigentlich?

Es heißt immer, der Mensch habe keine natürlichen Feinde. Dieser Satz ist eigenartig, denn er entspricht kaum der Wahrheit – wir haben eine Unmenge an natürlichen Feinden, man nennt sie Bakterien, Viren, Pilze und Parasiten. Immer mehr Menschen in Deutschland sterben an Infektionskrankheiten wie einer Blutvergiftung oder einer Darminfektion, 2012 waren es 18.353. Das Schlimmste ist: Unsere natürlichen Feinde haben einen Vorteil, der sie noch gefährlicher macht als jeden Säbelzahntiger: wir können sie nicht kommen sehen, sie können sich einfach anschleichen und Platz nehmen in unserem Körper. Oder besser: könnten, wäre da nicht eine ganz wesentliche Barriere, die unser Körper aufstellt, um gegen die Eindringlinge zu kämpfen: unsere Immunabwehr.

Unsere Immunabwehr ist ein verdammt gut organisierter und streng aufgestellter Verein unterschiedlicher Organe und Körperzellen. Dieser Verein ist sehr komplex und soll daher im Folgenden vor allem im Hinblick auf seine wichtigsten Mitglieder dargestellt werden:

8.1.1 In erster Linie

Unsere erste Kampffront bilden sozusagen alle natürlichen Barrieren, die uns vom Außen trennen. Das ist zunächst unsere Haut, die mit der Bildung von Schweiß, Talg und vor allem mit ihrer eigenen Bakterienflora schon viele unliebsame Mitreisende fernhalten kann. Auch die Schleimhaut (wie z. B. im Mund) bindet durch ihren Schleim (und im Fall unserer Mundhöhle auch durch andere Abwehrstoffe im Speichel) Eindringlinge. Die Tränenflüssigkeit hat eine spülende Funktion, kann aber auch durch Enzyme (allen voran das Lysozym) kleine Eindringlinge direkt bekämpfen. Der Feuchtigkeitsfilm in unseren Atemwegen bindet Fremdkörper von außen und die kleinen Flimmerhärchen befördern das, was nicht rein soll, wieder nach draußen. Was wir essen, wird gründlich von der Abwehrfront in unserem Mund und Rachen geprüft und was doch noch durchgerutscht sein sollte, trifft im Magen auf ein aggressives Säuregemisch und Enzyme, die es nicht gut mit fremden, unartigen Bakterien und Viren meinen. Wer auch diese Kontrolle inkognito hinter sich gebracht hat, wird im Darm der dort lebenden Bakterienarmada und dem dazugehörigen lymphatischen Abwehrsystem wenig entgegenzusetzen haben. Unsere erste Verteidigungsfront ist also reichlich komplex und gut aufgestellt. Ganz wesentlich daran mitbeteiligt sind die Organe, die uns helfen, die im Blut gelösten immunaktiven Kämpfer überhaupt erst herzustellen:

8.1.2 Organe, die uns schützen

Der Titel ist natürlich irreführend – auf eine gewisse Art und Weise schützen uns alle Organe in unserem Körper. Wenn es aber um den Schutz vor Eindringlingen geht, haben sich einige besonders darauf spezialisiert.

Zu den Immunorganen zählen unter anderem folgende Organe bzw. Organsysteme:

Man unterscheidet Organe, die in erster Linie (primär) beteiligt sind, von Organen die in zweiter (sekundärer) Linie eine Rolle spielen. Man nennt sie auch „lymphatische Organe", wobei Lymphe ganz unspektakulär nichts anderes heißt als Körperwasser – aber dieses Körperwasser hat es in sich!

1. **Primäre lymphatische Organe** (Abb. 8.1): Hierzu zählen Knochenmark und der Thymus.
2. **Sekundäre lymphatische Organe** (Abb. 8.1): Hier gehören die Mandeln (Tonsillen), Lymphknoten, der Wurmfortsatz (Appendix vermiformis), die Milz und bestimmte Immuninseln (Peyer-Plaques) im Dünndarm dazu.

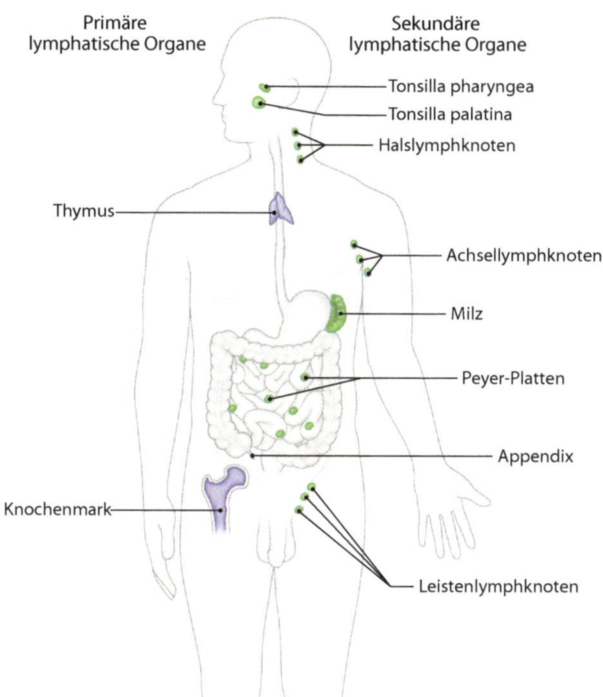

Abb. 8.1 Lage der primären und sekundären lymphatischen Organe im menschlichen Körper. (Aus Zilles, Tillmann 2010)

Thymus

Thymus? Was bitte ist Thymus? Die meisten von uns wissen nichts von der Existenz dieses Organs, weil es meist dann, wenn wir uns dafür eventuell anfangen könnten zu interessieren, schon fast wieder zurückgebildet ist. Deswegen ist der Thymus bei körperlichen Untersuchungen oder Beschwerden einfach kein Gegenstand der Aufmerksamkeit mehr. Wenn wir auf die Welt kommen, ist unser Thymus noch ein strammer zweilappiger Bursche, der etwas oberhalb unseres Herzens hinter dem Brustbein sitzt (Abb. 8.1). Im Laufe unserer Entwicklung wächst er sogar vergnügt ein wenig mit dem restlichen Körper mit, verfällt dann aber in der Pubertät solidarisch in eine „Null-Bock-Einstellung", um im Laufe der folgenden Jahre immer mehr funktionstüchtige Zellen gegen Fettzellen einzutauschen und sich zurückzubilden. Seine Aufgabe ist die (Um-)Bildung von T-Lymphozyten (s. u.), die ganz wesentlich daran beteiligt sind, fremde – meist schädliche – Stoffe zu erkennen und zu eliminieren. Der Thymus produziert in den ersten Lebensjahren auf Hochtouren und sendet seine T-Lymphozyten-Jäger dann in die sekundären lymphatischen Organe (s. o.), wo sie lauernd darauf warten, bei Bedarf aktiv zu werden. Da es hier nun also genug T-Lymphozyten gibt, die sich im Angriffsfall vermehren können, ist die Arbeit des Thymus getan und er bildet sich zurück. Trotz allem geht man davon aus, dass eben diese Rückbildung über die Jahre des Erwachsenseins damit zu tun hat, dass man im Alter anfälliger wird für Infekte – eine gewisse Funktion scheint der Thymus also vielleicht doch noch zu erfüllen, wobei die im Alter zunehmende Infektanfälligkeit mit Sicherheit auch mit den allgemein nachlassenden Funktionen des Körpers zu tun haben dürfte.

Die lymphatischen Organe sind nur im Zusammenspiel in der Lage, den menschlichen Körper hinreichend gegen Infektionen bzw. Krankheiten zu schützen. Fallen einzelne Systeme aus, bedeutet das immer ein Risiko für den ganzen Organismus.

8.1.3 Angeboren, aber unflexibel

Wir haben ein großes Geschenk mit in die Wiege gelegt bekommen: unsere angeborene Immunabwehr, die vor allem von unserer „ersten Linie" (Abschn. 8.1.1), einigen

Zellen und dem sog. Komplementsystem gebildet wird. Sie reagiert innerhalb weniger Minuten und funktioniert nach dem „Hau-drauf-Prinzip" – erstmal alles weghauen, was gefährlich wirkt. Leider kann sie sich aber nicht anpassen an neue Erreger oder Begebenheiten, was das angeht, ist sie unflexibel.

8.1.4 Erworben, aber flexibel

Was die angeborene Immunabwehr nicht kann, lernt aber dafür die erworbene sehr schnell: sich auf neue oder veränderte Krankheitserreger auszurichten und diese zu erkennen. „Erworben" wird diese Immunabwehr deswegen genannt, weil sie nicht mit uns auf die Welt kommt, sondern sich erst mit der Zeit entwickelt und geprägt wird.

Innerhalb dieser Entwicklung lernen die Zellen, spezifische Strukturen (Antigene) der Angreifer zu erkennen und gezielt Abwehrmechanismen und Waffen gegen die Eindringlinge (sog. Antikörper) zu bilden. Zwei Gruppen von Zellen spielen dabei eine besonders wichtige Rolle: T-Lymphozyten, die Alarm schlagen und Verstärkung holen (u. a. dadurch, dass sie die B-Lymphozyten aktivieren), und die B-Lymphozyten, die direkt abwehren und ein Gedächtnis für das entwickeln, was schlecht ist.

T- und B-Lymphozyten (Abb. 8.2)

Wie weiter oben schon erwähnt produziert der Thymus die T-Lymphozyten (T wie Thymus), während das Knochenmark die sog. B-Zellen produziert (bone marrow für Knochenmark). Diese beiden wichtigen Abwehrzellen machen einen

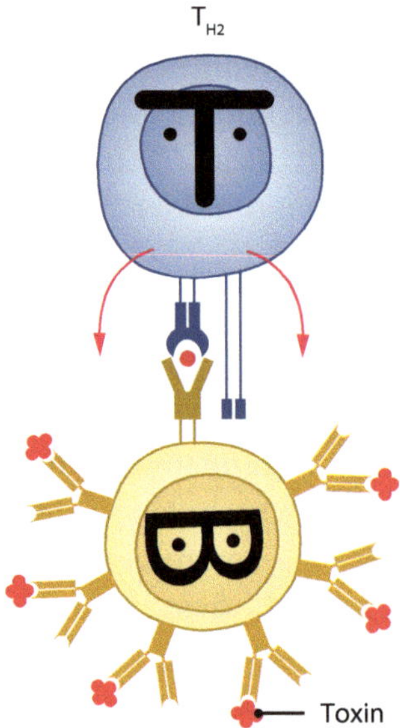

Abb. 8.2 T- und B-Lymphozyten. Hier aktiviert gerade der T- den B-Lymphozyten. (Modifiziert nach Zilles und Tillmann 2010)

großen Teil unserer inneren Schutzbarriere aus, weswegen ihre Produktionsstätten auch als „in erster Linie wichtige" Organe bezeichnet werden.

Sowohl bei den T- als auch bei den B-Lymphozyten gibt es unterschiedliche Zelltypen, die sich auf bestimmte Aufgaben spezialisiert haben:

- **T-Zelle**
  - **Zytotoxische T-Zellen** können Zellen durch ein bestimmtes Enzym auflösen.
  - **Natürliche Killerzellen** binden an einen bestimmten Rezeptor des Angreifers und machen ihrem Namen dann alle Ehre: sie aktivieren eine Art Selbstzerstörungsprogramm.

- **T-Gedächtniszellen** entstehen bei der Immunantwort und sorgen dafür, dass der besiegte Angreifer bei einem erneuten Versuch sofort erkannt und gebannt wird.
  - **T-Helferzellen** schütten Stoffe (Zytokine) aus, die Riesenfresszellen (Makrophagen) aktivieren, die Bildung von Antikörpern durch B-Zellen anregen und eine Entzündungsreaktion auslösen.
  - **Regulatorische T-Zellen** unterdrücken bzw. regulieren die Immunantwort, damit sich der Körper nicht ungezügelt an allem austobt, was ihm in den weg kommt, also auch an den eigenen Zellen. Regulatorische T-Zellen spielen bei der Verhinderung von Autoimmunerkrankungen eine wichtige Rolle.
- **B-Zelle**
  - Die meisten B-Lymphozyten dienen der **gezielten Abwehr** gegen Feinde von außen. Sie binden ganz speziell an einen bestimmten Erreger und erhalten von den T-Helferzellen das „Go", ihre Waffen (Antikörper) gegen den Eindringling einzusetzen. Dafür schleppen sie den Delinquenten zunächst zum nahegelegensten Lymphknoten (s. u.).
  - **B-Gedächtniszellen** bilden sich im Lymphknoten, sobald ein fremder neuer Erreger in Arrest genommen wurde. Versucht der gleiche Unhold erneut, sein Unwesen im Körper zu treiben, wird er es schwerer haben, da er etlichen B-Gedächtniszellen bereits mit Fahndungsfoto bekannt ist – was eine raschere Ausschaltung des Eindringlings zur Folge hat.

T-Zellen oder B-Zellen bewegen sich zwischen den Organen ständig hin und her. Dieses Patrouillieren erfüllt eine wichtige Funktion, denn die einzelnen Zellen sind hochspezialisiert auf bestimmte Erreger, nicht jeder Lymphozyt kann alles erkennen. Wenn sie aber hin und her flitzen ist natürlich die Chance größer, den passenden Schlüssel für ihr Schloss zu finden und zu eliminieren.

Angeborenes und erworbenes Immunsystem bilden gemeinsam eine effektive Mauer gegen Eindringlinge von außen und arbeiten zusammen. Wichtige Verbindungswege sind dabei die Lymphabflusskanäle, wobei Lymphknoten die Wachpostenstationen dieser Wege darstellen.

Geschwollene Lymphknoten

Die Lymphbahnen sind überall im Körper verteilt (Abb. 8.3) und dienen im Sinne des Immunsystems als Zubringer der Eindringlinge zu den Lymphknoten, die quasi eine erste Arreststation darstellen. Hier befinden sich die T- und B-Lymphozyten und warten auf ihren Einsatz. Dadurch, dass Ruhestörer hier gesammelt werden und auf eine recht große Anzahl unterschiedlicher Lymphozyten treffen, ist die Chance relativ hoch, dass der passende Schlüssel auch ins Schloss fällt. Passiert das, wird der Lymphknoten besser durchblutet, damit Zellen der Abwehr vermehrt durch den Körper verschickt werden können. Die stärkere Durchblutung äußert sich in einer Anschwellung des Lymphknotens und die ist häufig leider schmerzhaft. Die meisten kennen geschwollene Lymphknoten im Hals-/Nacken- oder Lendenbereich. Sind allerdings die Lymphknoten über längere Zeit schmerzlos geschwollen, ist das etwas, was dringend vom Arzt untersucht werden sollte, denn bestimmte Erkrankungen gehen mit einer schmerzlosen Schwellung der Lymphknoten einher.

8.1.5 Teamplayer

Unser Immunsystem funktioniert nicht nur über die T- und B-Lymphozyten und die Organe, sondern über eine ganze Armee unterschiedlicher Zellen und flüssigen Bestandteile, die in einem filigran ausgetüftelten System eine effektive Mauer und Verteidigungslinie bilden.

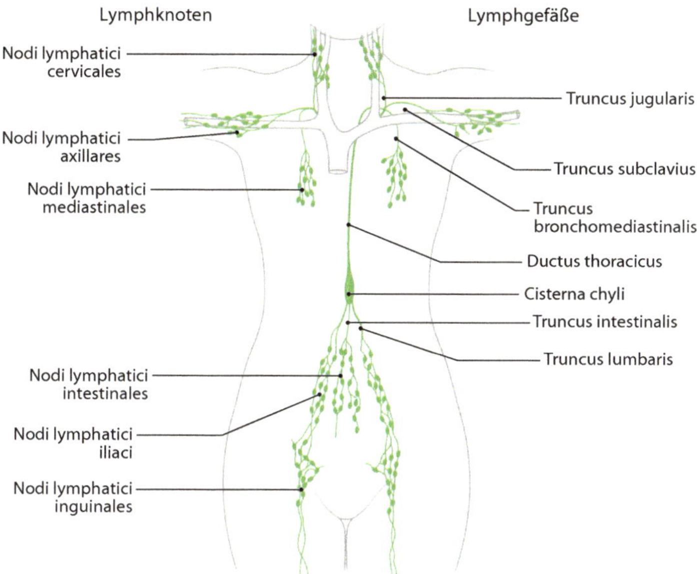

Abb. 8.3   Lymphgefäßsystem. (Aus Zilles und Tillmann 2010)

Zellen

Neben den B- und T-Lymphozyten (s. o.) gibt es noch andere Zellen, die sich der Abwehr verschrieben haben. Dazu zählen:

- **Granulozyten**: Sie sind ein Teil der weißen Blutkörperchen (Leukozyten) und können ins Gewebe einwandern. In ihrem Inneren befinden sich kleine Bläschen (Vesikel oder Granula genannt), die aggressive Stoffe enthalten, mit denen Krankheitserreger unschädlich gemacht werden können. Die Granulozyten haben ihre Aufgaben noch einmal unterteilt:

- **Neutrophile Granulozyten** machen etwa die Hälfte aller Granulozyten aus. Sie werden durch Stoffe (Zytokine) aktiviert, die von der Infektion ausgesondert werden, und begeben sich direkt zum Ort des Geschehens. In ihrem Inneren verbergen sie eine ziemlich potente Waffe, einen Mix aus verschiedenen Abwehrstoffen und erregerzerstörenden Substanzen. Da sie im Gewebe direkt zu den Bakterien dringen können, stehen sie sozusagen Auge in Auge mit dem Feind. Und haben die Möglichkeit etwas zu tun, was nicht alle Zellen können: den Feind mit einem Happs zu verschlingen (Phagozytose nennt man diesen Vorgang, bei dem die Abwehrzelle tatsächlich den Erreger in sich aufnimmt und damit sowie mit den Stoffen in ihrem Inneren unschädlich macht).
- **Eosinophile Granulozyten** sind wesentlich seltener unter den Granulozyten, nur etwa jeder 12. Granulozyten-Kämpfer ist eosinophil. Dafür können sie sich aktiv dorthin bewegen, wo die Entzündung stattfindet (Chemotaxis). Vor allem im Kampf gegen Parasiten und bei Allergien (Abschn. 8.2.4) spielen sie eine tragende Rolle und kommen dann besonders häufig im Blut vor.
- **Basophile Granulozyten** besitzen Histamin und Heparin, die sie ausschütten, wenn sie mit einem Angreifer in Berührung kommen.
- **Makrophagen**: Die Riesenfresszellen heißen so wie das, was sie gerne machen: essen, vornehmlich böse Erreger von außen. Sie halten sich gemütlich im Gewebe auf und kommt mal ein Eindringling vorbei, wird er kurzerhand einverleibt. Neben dieser Aufgabe überführen

sie aber auch Erreger, denen sie vielleicht nicht selber Herr werden können, anderen immunaktiven Zellen, wie z. B. den T-Zellen (s. o.),

- **Dendritische Zellen**: Dendritische Zellen (dendrit heißt verzweigt und schaut man sich solche Zellen unter dem Mikroskop an, sieht man tatsächlich etliche feinverästelte Zellausläufer) nehmen ebenfalls als Fresszellen (Phagozyten) Krankheitserreger auf, wandern in den nächsten Lymphknoten und zeigen dort den T-Lymphozyten ihren Fang. Diese schlagen Alarm. Sie sorgen aber neben den regulatorischen T-Zellen auch dafür, dass der Körper eigene Antigene nicht einfach auslöscht.

Lösliche Komponenten

Die Bestandteile, die das Immunsystem ausmachen, bestehen nicht nur aus Zellen, sondern auch aus im Blut, der Lymphe oder in der Gewebeflüssigkeit gelösten Stoffen, wie z. B. Plasmaproteinen. Sie können zwar nicht aktiv an den Ort des Geschehens wandern, aber dafür sind sie über den Blut- oder Lymphweg quasi schnell überall vorhanden.

- **Antikörper**: Sie wurden schon mehrfach erwähnt, die Waffen, die speziell gegen andere Erreger produziert werden. Zur Abwehr von in den Organismus eingedrungenen Bakterien, Bakterientoxinen, Viren oder anderen Fremdstoffen produzieren die B-Lymphozyten und Plasmazellen maßgeschneiderte Antikörper, die bestimmte Proteine oder auch Zuckerketten (Antigene) an der Oberfläche der Fremdstoffe erkennen und sich an diese heften können. Sie helfen dabei, den Feind sichtbar für andere Zelle zu machen (Opsonierung), aktivieren das Komplementsystem (s. u.), setzen einen Komplex in Gang, der die Zellwände der Angreifer durchlöchern kann (Membran-Angriffs-Komplex) und können den Erregern direkt schaden, indem sie sie verkleben und unbeweglich machen. Antikörper werden in verschiedene Klassen unterteilt (u. a. IgG, IgA, IgE, IgM, IgD).

- **Komplementsystem**: Wenn man eine Abbildung sieht, auf der schematisch dargestellt wird, welche Komponenten am Komplementsystem beteiligt sind und ineinandergreifen, dann möchte man als Medizinstudent gerne kurz eine Träne der Verzweiflung loswerden oder anders gesagt: das Komplementsystem ist sehr komplex und eigentlich noch einmal eine kleine (Abwehr-) Welt für sich. Sätze wie „Es erfolgt eine Spaltung von C2 in C2a und C2b und eine weitere von C4 in C4a und C4b. C2a und C4b lagern sich zum C4b2a-Komplex zusammen und bilden so die C3-Konvertase des klassischen Weges. C4b2a3b bildet die C5-Konvertase, die C5 in C5a und C5b spaltet." beschreiben nur einen Teil eines möglichen Weges der Aktivierung des Komplementsystems. Um es zu verkürzen: Das Komplementsystem besteht aus rund 30 Plasmaproteinen, die alle eine eigene Fähigkeit mitbringen. Ein bisschen funktionieren die Proteine wie Dominosteine, die man hintereinander aufstellt. Sobald der erste fällt, zieht das eine Reaktion der anderen mit sich. Das Komplementsystem kann die Abwehr auf mehreren Wegen bewerkstelligen: neben der direkten Erregerschädigung helfen andere Proteine dabei, die Entzündungsreaktion (die ja prinzipiell positiv ist, s. u.) zu unterstützen, wieder andere locken Abwehrzellen an oder weisen Fresszellen auf ihre nächste Mahlzeit hin.

- **Interleukine**: Die zu den Zytokinen gehörenden Interleukine sind körpereigene Botenstoffe, die von den Zellen des Immunsystems gebildet werden. Manche regen beispielsweise Leukozyten zu Wachstum, Reifung und Teilung an oder sorgen für deren Aktivierung.

Entzündung und Fieber

Wer eine entzündete Hautstelle hat, mag die Aussage, dass eine Entzündung durchaus etwas Positives mit sich bringt, weder verstehen noch bestätigen. Eine Entzündung ist unangenehm, pocht, tut weh. Im medizinischen Sinne sind es genau diese Merkmale, die eine Entzündung ausmachen: Schwellung (tumor), erhöhte Temperatur (calor), Rötung (rubor), Schmerz (dolor) und der Funktionsverlust des Gewebes (functio laesa). Warum macht der Körper so etwas? Auch das sind Abwehrmechanismen. Durch erweiterte und besser durchblutete Blutgefäße (Schwellung, Rötung, Funktionsverlust) können besser Abwehrzellen in das geschädigte Gewebe übertreten. Die erhöhte Temperatur mögen die meisten Erreger gar nicht. Die Schmerzen sind leider eine Nebenerscheinung, die wir in Kauf nehmen müssen.

Auch Fieber, so anstrengend es für uns ist, hilft dem Körper dabei, die Eindringlinge abzuwehren, die es meist nicht heiß mögen. Außerdem ist bei erhöhter Temperatur der Stoffwechsel aktiver, die Abwehr läuft auf Hochtouren. Wohlgemerkt, bei erhöhten Temperaturen – langanhaltendes sehr hohes Fieber kann tatsächlich gefährlich sein und sollte gesenkt werden.

Eiter

Er hat nicht den besten Ruf, trotzdem ist Eiter nur der sichtbare Beweis dafür, dass unser Körper kämpft. Er kann durch eiterbildende Bakterien entstehen, ist aber meist eher ein Überbleibsel des Kampffeldes, auf dem die Enzyme nicht nur Fremdes angegriffen haben, sondern auch körpereigenes Gewebe der Gegenwehr zum Opfer gefallen ist. Im Eiter sind vor allem abgestorbene Gewebs- und Zellreste. Früher wurde Eiter sogar als positives Zeichen der Wundheilung gewertet. Sammelt er sich jedoch an, kann er zu sehr unangenehmen Druckschmerzen führen. Auch die Gefahr, dass sich eine Eiterhöhle „nach innen" öffnet und so eine Verbreitung der evtl. noch aktiven Erreger stattfinden kann, muss bedacht werden.

8.1.6 Unser genetisches Erbe

Unser Genom, also unsere in den Chromosomen gespeicherte Erbanlage, besteht zu etwa der Hälfte aus Bausteinen, die wir irgendwann einmal von Viren übernommen haben. Man könnte also sagen, dass wir – wenn man ausschließlich die Gene anschaut – halb Mensch, halb Virus sind. Aber warum befindet sich überhaupt fremdes Erbgut in uns? Im Grunde zeigen die Fremdsequenzen nur einen regen Austausch und Kontakt mit Erregern während unserer Entstehungsgeschichte, es sind quasi „Parasiten im Erbgut mit denen sich der Mensch arrangiert hat", wie Werner Buselmaier es auf den Punkt bringt, „Überspitzt könnte man behaupten, dass nur ein kleiner Teil unserer Erbanlagen das ausmacht, was das eigentlich Menschliche ist."

Wir sind also viel mehr als „nur Mensch" und diese Vielfalt findet sich auch im sog. Metagenom wieder. Das

Metagenom umfasst alles, was uns genetisch ausmacht, auch das, was wir z. B. an Keimen in und auf uns tragen (und das sind mehr als Zellen, aus denen wir bestehen).

8.2   Unsere natürlichen Feinde

Nachdem wir uns nun ausführlich unsere eigene Task Force angeschaut haben, sollten wir uns auch kurz einmal dem widmen, wogegen sie gerichtet ist:

8.2.1 Bakterien

Bakterien gibt es viele, in unterschiedlichen Größen, Formen und Strukturen. Sie haben zwar eine Zelle, aber keinen Zellkern. Längst nicht alle sind für uns schädlich, im Gegenteil gibt es etliche, die in und auf uns leben und viele fremde, für uns schädliche Bakterien fernhalten. Alleine in unserer Mundhöhle residieren fast so viele Bakterien wie Zellen, die uns aufbauen. Über 400 unterschiedliche Arten benutzen uns als Mietshaus. Schwierig wird es nur dann, wenn eine Art von ihnen sich plötzlich besonders breitmacht und anderen Arten keinen Platz lässt oder Bakterien von außen den Hausbesetzer geben. Das Problem sind dann vor allem die Giftstoffe, die sie ausscheiden, und die das Gewebe schädigen oder sogar zerstören.

Antibiotika

Antibiotika bedeutet in der Übersetzung „anti" „bio", also gegen das Leben. Tatsächlich vernichten sie ziemlich radikal bestimmte Bakterienstämme, ohne vorher nach „Gut" oder „Böse" zu fragen. Der Vorteil ist, dass die bösen Bakterien in aller Regel recht effektiv aus dem Körper entfernt werden, der Nachteil ist, dass das auch für die guten gilt, an deren Stellen sich dann wieder andere, uns nicht so wohl gesonnene Gefährten breitmachen können (weswegen zum Beispiel die Gefahr einer Pilzinfektion während Antibiotikaeinnahme erhöht ist). In wirklich schweren und gesichert durch Bakterien ausgelösten Krankheitsfällen ist die Möglichkeit der Antibiotikaeinnahme mit Sicherheit ein Segen, aber der übermäßige und vorschnelle Gebrauch birgt Gefahren. Denn viele Bakterien entwickeln eine Resistenz, sie reagieren nur noch wenig oder gar nicht auf eine Antibiotikabehandlung. Da aber Antibiotika im Grunde unsere einzige effektive Waffe gegen bakterielle Infekte sind, bleibt bei der nächsten Lungenentzündung oder Wundinfektion mit einem multiresistenten Keim nicht mehr viel als zu hoffen, dass der Körper es doch noch irgendwie alleine schafft. Auch die zunehmende Verwendung von Antibiotika in der Tierfütterung und Nahrung (Kap. 7) ist in Sachen Resistenzentwicklung ein Gefahrenherd.

8.2.2 Viren

Viren sind kleine Partikel, die sich eine (Wirts-)Zelle suchen müssen, um sich zu vermehren (was auch der Grund dafür ist, dass sie ihre DNA an die Zelle weitergeben, s. o.). Dabei lösen sie aber meist Alarm aus und zerstören zum Teil auch Gewebe und Zellen. Gegen Viren ist nicht wirklich ein pharmakologisches Kraut gewachsen. Häufig – wie zum Beispiel bei einer Lippesherpesinfektion – werden Mittel verwendet, die die Viren daran hindern, sich weiter zu vermehren, sog. Virostatika. Diese Mittel brauchen meist einige Zeit, bevor sie Wirkung zeigen.

8.2.3 Pilze

Auch Pilze gehören zu unserer ganz normalen Flora (zum Beispiel im Mundraum Candida albicans). Sind wir aber immungeschwächt (etwa nach einer Antibiotikaeinnahme, s. o.), dann kann ein Pilz sich wie ein Querulant verhalten und den neu entstandenen Platz einnehmen – eine Überbesiedlung ist die Folge und die bleibt nicht ohne krankhafte Folgen. Ebenso ist es nicht gut, wenn bestimmte Pilze plötzlich an Stellen auftauchen – wie etwa im Genitalbereich – wo nicht ihr natürliches, zugewiesenes Gebiet ist, auch da sorgen sie für Ärger und heftigen Juckreiz. Andere Pilze, wie z. B. der lästige Fußpilz, sind potenziell schädlich für uns. Gegen Pilze werden sog. Antimykotika eingesetzt, die die Pilze entweder töten oder sie in ihrer Vermehrung blockieren.

8.2.4 Parasiten

Parasiten sind Organismen, die sich an einen fremden Körper „dranhängen" und dadurch am Leben bleiben. Klassisches Beispiel beim Menschen sind Würmer im Darm, die vor allem im Kindesalter nicht selten vorkommen. Hier kommen sog. Anthelminthika zum Einsatz, die die Würmer schädigen.

Allergie

Die o. g. Eindringlinge sind eine echte Herausforderung für unser Abwehrsystem, aber in den meisten Fällen hat unser Körper ein so gut ausgetüfteltes System der Gegenwehr, dass wir gut durch infektiöse Zeiten kommen. Allerdings passiert es leider nicht selten, dass der Körper sich selbst angreift (Autoimmunreaktion) oder auf Dinge anspringt, die uns überhaupt nicht gefährlich werden können (wie z. B. Pollen oder bestimmte Nahrungsmittel): die Grundlage für eine Allergie entsteht. Die Anzahl derer, die einen allergischen Schnupfen oder schlimmer noch, ein allergisches Asthma entwickelt, nimmt stetig zu. Dabei spielt zum einen sicher eine Rolle, ob man eine Veranlagung mit in die Wiege gelegt bekommen hat – ist ein Elternteil von einer Allergie betroffen, ist das Risiko für Kinder 20–40 % höher, sind beide Eltern erkrankt, sogar 40–60 %. Lange Zeit wurde angenommen, dass immer mehr Stoffe unserer modernen Entwicklung (ob in der Nahrung oder allgemein in der Umwelt) die Ursache für die steigenden Zahlen wären, aber mittlerweile geht man eher davon aus, dass durch unsere Lebensweise bestimmte Trigger fehlen, die uns vorher eine gewisse Immunität gewehrt haben. Womit wir wieder beim etwas unangenehmen Thema der Wurmerkrankungen wären: Unsere hygienische (sicher auch mit Vorteilen behaftete) Lebensweise hat die Wurmerkrankungen zurückgedrängt. Wie weiter oben erklärt (Abschn. 8.1.5), gibt es verschiedene Antigenklassen, die sich auch im Blut messen lassen. Bei Wurmerkrankungen ist vor allem das IgE erhöht. Spannend ist nun, dass bei einer anaphylaktischen (also allergischen) Reaktion, die durch Umweltstoffe ausgelöst wird, vor allem das IgE gebildet wird (bei Krankheitserregern wie Bakterien oder Viren sind es eher das IgM und IgG). Hinzu kommt der Umstand, dass in Gebieten, in denen Wurmerkrankungen häufiger sind, die Menschen auffällig weniger Allergien haben. Man könnte auch etwas flachsig sagen: dem System, das eigentlich auf Parasiten spezialisiert war, ist mittlerweile in unserer hygienisch sterilen Welt etwas langweilig geworden und es hat sich andere, letztlich harmlose Ziele ausgesucht, um nicht ganz nutzlos zu sein. So ein Wurm kann also doch auch etwas Gutes für sich haben und eine übersterile Umgebung etwas Schlechtes.

8.3   Wussten Sie eigentlich schon…

8.3.1   …dass Polypen, Mandeln und der Wurmfortsatz ein wichtiger Teil der Abwehr sind?

„Die Polypen können raus, die braucht kein Mensch.“ „Der Wurmfortsatz ist doch einfach nur ein kleines überflüssiges Anhängsel“ „Die Mandeln sind meistens nur lästig, da geschwollen“. Bei diesen drei Teilen unseres Körpers sind sich viele einig: niemand braucht sie wirklich. Diese Aussage ist insofern richtig, als dass sie nicht so überlebenswichtig sind wie z. B. unser Herz, die Lungen oder unser Gehirn. Aber das heißt noch lange nicht, dass sie überflüssig sind. Man kann ohne sie leben, aber das gilt auch für die Gallenblase, ein Stück Darm oder einen Teil der Lunge – trotzdem käme bei diesen Organen niemand auf die Idee, sie als überflüssig zu titulieren. Polypen, Mandeln und Blinddarm – das ist Lymphgewebe pur und wie weiter oben schon ausgeführt wurde, ist ein solches Gewebe immer eine Abwehrmauer gegen Eindringlinge, die hinter der Zugbrücke nichts zu suchen haben. Überlegt man strategisch, sind die genannten Strukturen geschickt platziert: Die Mandeln bilden die Mauer zwischen allem, was von außen in die Mundhöhle gelangen kann, die Polypen (die im hinteren Rachenraum sitzen) schotten eben diesen vor Eindringlingen ab, die es durch die Nase versuchen (deswegen haben Kinder im Kindergarten- und Grundschulalter häufig eine „dauerdichte“ Nase – die Polypen sind aktiv und in Abwehrstellung, das Gewebe schwillt an) und der Wurmfortsatz, den man nicht ohne Grund „Darmmandel" nennt, hat sich direkt am Übergang zwischen Dünn- und Dickdarm postiert (hier ist auch die sog. Bauhinsche Klappe als Barriere eingebaut), an dem es auf der einen Seite ganz andere Bakterien gibt als auf der anderen.

8.3.2 …dass unser Schlaf eine wichtige Abwehr ist?

Tatsächlich benötigen wir Schlaf (Kap. 6) für die Regeneration und Aufrechterhaltung wichtiger Prozesse, wie eben auch der Abwehr von Krankheitserregern. Studien haben gezeigt, dass Schlafmangel zu einer erhöhten Infektanfälligkeit führt. Ratten, denen der Schlaf komplett verwehrt wurde, starben an einer Blutvergiftung (Sepsis), vermutlich deswegen, weil der Köper schlicht und ergreifend nicht mehr dazu in der Lage war, eindringende Erreger in Schach zu halten, die sich dann in der Blutbahn (und damit im ganzen Körper) ausbreiten konnten.

9

Regeneration

Inhaltsverzeichnis

Ein Leben ohne Verletzungen, ohne kleine Hautabschür-
fungen, Sonnenbrand, eingerissene Nägel oder aufgekratzte Mückenstiche? Das ist nicht wirklich denkbar. Wir
gebrauchen unseren Körper täglich und dadurch kommt es
zu Abnutzungserscheinungen. Aber wie schafft es der Körper, sich von den meisten Blessuren einfach wieder zu erholen? Wieso überhaupt brauchen wir ständig neue Zellen,
reichen die alten nicht aus? Auf diese und weitere Fragen
gibt das vorliegende Kapitel Antworten.

9.1 Wieso neue Zellen, was ist mit alten?

Wir sind ein riesiges Bauwerk aus winzigen Bausteinen, unseren Zellen. Von diesen Legominiaturen besitzen wir stolze 100 Billionen. Die meisten von ihnen sind so klein, dass man sie nicht mit bloßem Auge erkennen kann und doch, würde man alle Zellen – selbst die kleinsten – aneinanderreihen, würde ihre Strecke uns 60 Mal um die Erde führen, mehr als 2 Millionen Kilometer weit.

Von großen und kleinen Bausteinen

Die größte aller menschlichen Zellen ist die weibliche
Eizelle. Sie ist 0,12 Millimeter groß und mit den Augen
gerade so zu erkennen. Alle anderen Zellen im menschlichen Körper sind zu klein, um sie ohne Mikroskop sehen
zu können. Hat man aber die Möglichkeit, sich unsere Bausteine unter dem Vergrößerungsglas zu betrachten, staunt
man nicht schlecht über den komplexen Aufbau und die
Vielfalt, den bzw. die jede dieser Zellen mit sich bringt
(Abb. 9.1).

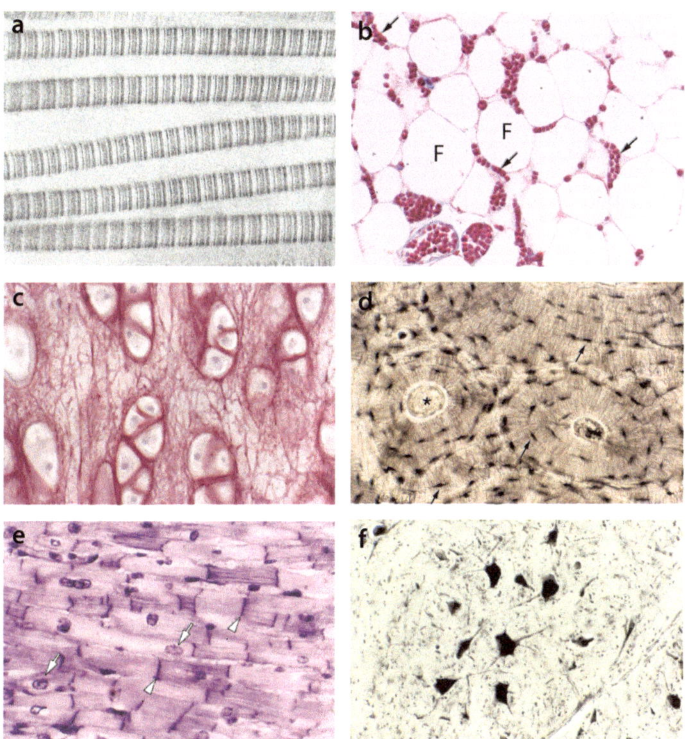

Abb. 9.1 a–f Ein paar Beispiele für die Vielfalt der Zellen in unserem Körper: **a** Kollagenfibrillen, die unser Bindegewebe reißfest machen. **b** Fettzellen. **c** Zellen des elastischen Knorpelgewebes. **d** Baueinheiten im Knochen: Osteone. **e** Herzmuskelzellen, die Pfeile weisen auf den Zellkern hin. **f** Nervenzellen. (Aus Zilles und Tillmann 2010)

Jede unserer Zellen erfüllt eine bestimmte Aufgabe, sei es Abwehr, Filterung, Transport und vieles andere mehr. Bei so viel Arbeitseifer verwundert es nicht, dass sich unsere

Zellen irgendwann auch abnutzen und erneuert werden müssen, wie es im Leben mit allem ist, was oft und ausgiebig gebraucht wird. Jede Sekunde (!) sterben 50 Millionen Zellen ab und genauso viele produziert der Körper in der gleichen Zeit neu, mit dem Alter vielleicht nur noch annähernd genauso viele.

Runderneuerung

Es gibt Zellen, die sich oft und regelmäßig, und welche, die sich kaum oder gar nicht erneuern. Die Haut (auch die Schleimhaut im Inneren unseres Körpers) ist einer höheren mechanischen Beanspruchung ausgesetzt als etwa unser Gehirn. Die Zellen, die sich auf den Lippen befinden, werden zum Beispiel etwa alle 2 Wochen erneuert, in der Leber dauert dieser Zyklus hingegen schon mehrere Monate und es dauert viele, viele Jahre, bis wie ein neues Skelett haben (Näheres dazu auch unter Abschn. 9.2).

Wachstum

Nicht unsere Zellen wachsen, wenn wir größer werden, sondern sie vermehren sich oder es kommt neues Baumaterial hinzu. Von nichts kommt aber auch nichts, unsere Zellen brauchen zum Wachstum Nahrung (Eiweiß, Vitamine, Fette, Zucker), Sauerstoff, Wasser.

Beim Menschen ist die Entwicklung in verschiedene Phasen aufgeteilt, in denen er unterschiedlich schnell wächst – und zwar bis zu einem genetisch bestimmten Moment, in dem er nicht mehr wächst, sondern beginnt zu altern (Kap. 11).

Es ist daher wichtig, dass alte, funktionseingeschränkte oder -lose Zellen ausgetauscht und entsorgt werden, damit wir über eine lange Lebenszeit einen funktionsfähigen Körper haben. Die Entsorgung erfolgt dabei über unsere normalen Spezialstationen dafür: über die Leber, den Darm, die Nieren und bei der Haut über abschilfernde Hornzellen.

9.2 Alles braucht seine Zeit

Es gibt eine Volksweisheit, die besagt, dass sich unsere Zellen alle 7 Jahre erneuern. Aber so pauschal ist das nicht richtig. Jonas Frisén hat erforscht, dass der Körper etwa alle 7–10 Jahre runderneuert wird, aber alleine die unterschiedliche Geschwindigkeit, in der Zellen sich erneuern, lässt keine pauschale Angabe zu – während die Hautzellen sich innerhalb von Tagen teilen, kann man von den Zellen des zentralen Nervensystems nicht gerade behaupten, dass sie großen Gefallen am Erneuern gefunden hätten. Bedenkt man, dass die Haut stark beansprucht wird und immer wieder mit dem „Außen" in Kontakt tritt, ist hier eine stärkere Abnutzung und folgerichtig auch Erneuerung nachvollziehbar, während die Zellen im Gehirn wichtige Informationen speichern, die möglichst ein Leben lang erhalten bleiben und nicht einfach mit einer gealterten und ausgetauschten Zelle verschwinden sollten.

Wie gut sich Zellen regenerieren können, hat zum einen damit zu tun, ob wir ein gutes Reparaturkit mit in die Wiege gelegt bekommen haben – also mit unseren Genen. Wie so oft ist das aber auch hier nicht alles, das „Außen" spielt ebenfalls eine wichtige Rolle. Was essen wir? Wie leben wir? Wie immunstark begegnen wir unserer Außenwelt? All das hat einen nicht unwesentlichen Einfluss darauf, ob unsere Zellen alle Grundlagen erhalten, um sich möglichst effektiv erneuern zu können. Ein Beispiel dafür ist die Haut:

> **Straff oder schlapp?**
>
> Die Haut als Spiegel der Seele – wer hat diesen Satz nicht schon gehört? Und verflucht, wenn er nach wenig Schlaf in ein zerknittertes Gesicht geblickt hat.
>
> Auch das Regenerationswunder Haut bleibt nicht ewig jung, glatt und prall, auch wenn die Zellen der Haut sehr eifrig beim Erneuern sind (etwa alle 2 bis 5 Wochen, was auch erklärt, warum spätestens dann unsere Urlaubsbräune „abgeschuppt" ist). Alleine aber schon die Sonne kann einen die Zellalterung verstärkenden Einfluss haben. Eine unausgewogene Ernährung, Stress, wenig Schlaf, es gibt vieles, was den Zustand unserer Haut beeinflusst – manches davon nur vorübergehend, anderes langfristig.

Herz

Bei manchen Zellen kann man verstehen und erklären (wie zum Beispiel bei der stark beanspruchten Haut oder den schützenswerten Gehirnzellen), warum sie sich in einem bestimmten Zyklus erneuern oder eben nicht. Aber warum – müsste man dann zu Recht hinterfragen – erneuern sich unsere Herzzellen so zögerlich, jene Bausteine, die eins unserer wichtigsten und am meisten beanspruchten Organe am Laufen halten? Pro Jahr werden etwa nur 1 % der Zellen des Herzens erneuert, bei älteren Menschen sind es nur noch etwa 0,5 % – und das bei einem Organ,

das ohne Pause arbeitet. Gerade deswegen ist ein Herzinfarkt auch ein lebensbedrohlicher Zustand: der Teil
des Herzens, der dadurch nicht mehr über den Blutweg
mit Sauer- und Nährstoffen versorgt werden kann, kann
sich nicht wieder über neue Zellen regenerieren. Es bleibt
eine Narbe und damit ein funktionsloses Areal, was die
gesamte Herzarbeit einschränkt.

Haare und Nägel

Unsere Haare und Nägel, wachsen, wachsen und wachsen – sogar über den Tod hinaus. Im Schnitt verlängert
sich ein Haar der Kopfhaut um etwa 0,35 Millimeter pro
Tag und bleibt uns bis zu 6 Jahre erhalten, bevor es ausfällt. Die Quelle des Wachstums, der Haarfollikel, kommt
mit dem Alter langsam zum Erliegen, dadurch können die
Haare dünner und schütterer wirken. Unsere Fingernägel
wachsen etwa bis zu 0,1 mm am Tag, die Zehnägel sind
mit ca. 0,005 mm wesentlicher behäbiger.

Lunge

Unsere Lunge regeneriert sich ebenfalls. Wer raucht und
damit aufhört, muss seinem Atemorgan etwa 15 Jahre Zeit
geben, um sich von dem Einfluss des Rauchens zu erholen.

Nase

Unser Riechepithel (Kap. 1), also unsere Sinneszellen,
die für die Geruchswahrnehmung zuständig sind, erneuern sich recht rege, sie haben eine Lebensdauer von etwa
einem Monat.

Zahnschmelz

Ein Beispiel für eine Regenerationslücke ist der Zahnschmelz. Er ist die härteste Substanz, die der menschliche Körper herstellen kann, erneuert sich aber leider nicht. Einmal zu Schaden gekommen, bildet er sich nicht nach.

Leber

Die Leber ist hingegen ein absolutes Paradebeispiel für vorbildliches Regenerieren (siehe auch Abschn. 9.4.2.). Sie ist dazu in der Lage, sich quasi komplett selbst neu zu erschaffen.

Kann man die Regeneration unterstützen oder beschleunigen?

Immer wieder gibt es Produkte, die sich damit preisen, eine regenerative Wirkung zu haben oder die Erneuerung gar zu beschleunigen.

Unbestritten ist, wie weiter oben schon erwähnt, dass ein Lebensstil, der unseren Körper dabei unterstützt, gut funktionieren zu dürfen, auch die regenerativen Kräfte fördert. Dazu zählt, Giftstoffe wie Zigarettenrauch, übermäßig Alkohol, unausgewogene, einseitige Nahrung, aber auch Stress und Bewegungsarmut zu vermeiden, denn das ist eher wie ein großer Bremsblock für unsere Zellen als wie energiereicher Treibstoff. Das mag nach ziemlich ausgetretenen Allgemeinplätzen klingen, aber wenn wir wirklich etwas dafür tun wollen, dass unser Körper sich gut und lange regenerieren kann, dann sollten wir vielleicht lieber nicht auf den ein oder anderen Werbeslogan eingehen und dafür mal 20 Minuten in Selbstgekochtes oder den kurzen Spaziergang investieren.

9.3 Über Regeneration und kleine Wunder

Immer wieder stolpert man über diese Geschichten in der Medizin, in denen plötzlich und allen Erwartungen zum Trotz der Körper es doch irgendwie vermochte, sich selbst zu helfen und zu regenerieren, wo keiner mehr an eine Heilung glauben konnte.

Generell ist es so, dass der Körper manchmal viel weniger Hilfe braucht, als wir das denken, viele Erkrankungen kriegt er ganz prima selbst in den Griff. Eine Grippe dauert mit und ohne Medikamente genauso lange, einzig die Symptome sind vielleicht gefühlt etwas milder, wenn wir die Schmerzen dämpfen und die Entzündung runterfahren durch geeignete Mittel.

Medicus curat, natura sanat.

Der Arzt behandelt, die Natur heilt. Ein Grundsatz, der vielleicht heute viel zu selten in ärztlichen Praxen gelebt wird. Man nennt das in medizinischen Fachkreisen auch das „abwartende Offenlassen", das Beobachten, ob der Körper es aus eigener Kraft schafft. „Häufiges ist häufig, Seltenes ist selten" ist ein weiterer Satz, der im Studium oft fällt und der besagt, dass der Patient eher die naheliegenden als die exotischen Erkrankungen mit in die Praxis bringt. Der Arzt muss aber dazu in der Lage sein zu erkennen, wann ein Patient ernsthaft krank ist, und trotz allem die Augen und das Herz für die selteneren Diagnosen offenhalten.

Generell ist es so, dass, je komplexer ein Organismus aufgebaut ist, desto schlechter es um seine Regenerationsfähigkeit bestellt ist. Einzellige Lebewesen sind meisten regenerationsfitter als mehrzellige. Ein gutes Beispiel für wahre Regenerationsgenies ist eine bestimmte Plattwurmart (Abschn. 9.4.1).

Auch wenn unsere Regenerationsfähigkeit im Laufe der Jahre nachlässt, sind wir doch gut damit beraten, auf unseren Körper zu vertrauen. Er ist durchaus dazu in der Lage, vieles – wenn auch nicht alles – zu reparieren. Da, wo der Körper an seine Grenzen stößt, kommt die Medizin ins Spiel, wobei immer mehr dazu ermahnt wird, nicht zu vorschnell zu eventuell unnötigen Therapien zu greifen. Ein Beispiel ist das obligatorische Röntgen- oder CT-Bild, wenn ein Patient Rückenschmerzen hat. Es ist durchaus legitim, zunächst 6 Wochen zu warten, bevor man ein bildgebendes Verfahren (das zudem noch mit einer Strahlenbelastung vergesellschaftet ist) einleitet (sofern die Beschwerden in diesem Zeitraum nicht zunehmen). In der Mehrzahl der Fälle verschwinden die Beschwerden von selbst. Ein einfacher Atemwegsinfekt heilt auch ohne Antibiotika aus (sofern überhaupt Bakterien dafür verantwortlich sind) und leichte Vorstadien des Diabetes-Typ-II können auch zunächst mit einer Lebens- und Ernährungsumstellung behandelt werden.

Unser Körper kann Erstaunliches, wenn es um die Regeneration geht, wenn man ihn lässt.

9.4 Wussten sie eigentlich schon…

9.4.1 …dass manchmal eine Zelle für die Wiederbelebung reicht?

Leider gilt das nicht für uns, sondern für eine bestimmte Plattwurmart. Diese Tiere sind unzerstörbar, selbst ein abgeschnittener Kopf wird binnen einer Woche wieder regeneriert. Wurde der ganze Wurm bestrahlt, braucht er nur eine funktionsfähige Zelle eines anderen Wurmes und kann „reanimiert" werden.

9.4.2 …dass unsere Leber ein wahres Regenerationsgenie ist?

Die Leber ist ein Regenerationswunder: Entfernen Mediziner einen Leberlappen, etwa als Organspende, kann sich das Organ vollständig regenerieren. Während eines Jahres bildet der Mensch so viele neue Leberzellen, dass es rein rechnerisch für 18 neue Organe reichen würde.

9.4.3 …dass unsere Seele bei der Regeneration ein wichtiger Stützpfeiler ist?

Psychischer Stress, so weiß man heute, wirkt auf die Selbstheilungsprozesse des Körpers in negativer Weise – Wunden heilen schlechter, Infekte bleiben länger. Wer hingegen ausgeglichen ist, sich bewegt – körperlich wie geistig – und über ein dichtes soziales Netzwerk verfügt, der hat meist eine bessere Stresstoleranz und damit verbunden auch höhere Regenerationsreserven.

10

Stimme

Inhaltsverzeichnis

© Springer-Verlag GmbH Deutschland, ein Teil von
Springer Nature 2018
M. Kahl-Scholz, *Mensch! Erstaunliches über den Körper*,
https://doi.org/10.1007/978-3-662-56155-3_10

Wir benutzen Sie jeden Tag: manchmal laut, manchmal leise, lustvoll, wütend, besänftigend, tröstend. Stimme und Stimmung gehören zusammen und man muss sich schon sehr zusammenreißen, um zu verhindern, dass in der Stimme die aktuelle Gefühlslage mitschwingt. Mütter erkennen am Schreien (also an der Stimme) ihr Kind unter vielen heraus und Kinder schlafen manchmal nur durch den vertrauten Klang der Mutter erleichtert ein. Aber wie entsteht sie eigentlich, unsere Stimme? Und wie hängt sie mit unseren Emotionen zusammen? Was, wenn die Stimme plötzlich fehlt? Was nimmt Einfluss auf sie? Auf diese und weitere Fragen gibt das vorliegende Kapitel Antworten.

10.1 Wie entsteht unsere Stimme?

Unsere Stimme entsteht im Hals, genauer im Kehlkopf (Larynx), eines Teils unseres Rachens und das Tor zu unserer Luftröhre. Der Kehlkopf (Abb. 10.1) besteht in erster Linie aus knorpeligen Bauteilen, die sich schützend um das Innere legen. Hier sind vor allem der Schildknorpel (dieser sitzt vorne am Hals), der Ringknorpel (der hinten liegt), der Kehldeckelknorpel (der sich schützend über den Kehlkopf legt, wenn z. B. Nahrung vorbei in die Speiseröhre gleitet) und die Stellknorpel im Inneren, die wesentlich mit an der Stimmbildung beteiligt sind, wichtig.

Etwas in den falschen Hals bekommen

Wenn wir etwas „in den falschen Hals bekommen", dann meinen wir damit im übertragenen Sinne, dass wir etwas so verstehen, wie es nicht gemeint war, und im ungünstigsten Fall deswegen erzürnt sind. Ursprünglich bedeutet der Satz aber, dass Flüssigkeit oder Nahrung nicht den Weg

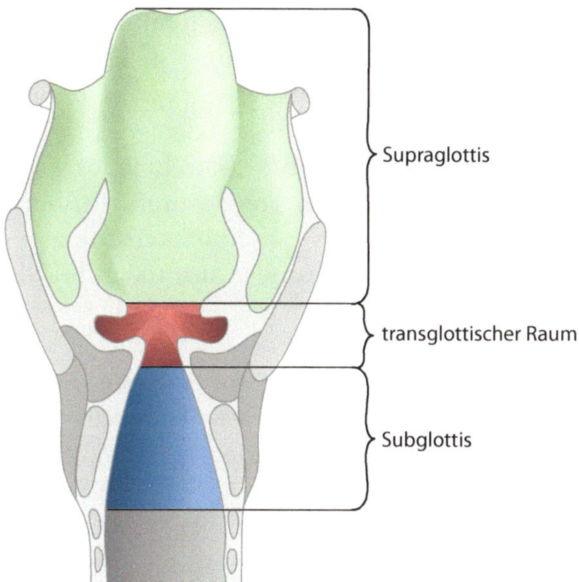

Abb. 10.1   Frontalschnitt durch den Kehlkopf. Grün ist der Teil oberhalb der Stimmritze mit dem Kehldeckel, rot der Bereich, in dem die Stimmritze mit den Stimmbändern sitzt und die Tonbildung stattfindet, und blau der Teil, der dann zur Luftröhre führt. (Modifiziert nach Tillmann 2017)

nimmt, den sie sollen – nämlich in die Speiseröhre –, sondern ausversehen in die Luftröhre rutschen, weil sich z. B. der Kehldeckel nicht schnell genug über den Kehlkopf gelegt hat.

Etliche Bänder und Muskeln verbinden, verstärken oder begleiten die unterschiedlichen Knorpelanteile. Im Inneren des Kehlkopfes befinden sich die Stimmlippen, deren unterschiedliche Entfernung voneinander und damit verbunden, wie viel Luft durch die Stimmritze hindurchwehen kann, enorm wichtig für die Stimmbildung ist. Die vielen Muskeln des Kehlkopfes justieren hier sehr genau und in einem feinen Zusammenspiel, wie weit oder wie nah sich die Stimmlippen stehen. Für den „Sprachmodus" (Phonationsstellung) rücken sie ganz eng zusammen (Abb. 10.2a), für den „Atmungsmodus" (Respirationsstellung) gehen sie auf große Distanz zueinander, um möglichst viel Luft in die Luftröhre und die dahinterliegende Lunge zu lassen (Abb. 10.2b).

Um nun Laute (die Stimme) zu erzeugen, müssen sich die Stimmlippen eng aneinander befinden, sodass sie durch die Luft, die beim Ausatmen aus der Lunge strömt, in Schwingungen versetzt werden. Sind die Stimmlippen dabei straff gespannt, schwingen sie schneller und der Ton wird höher. Sind sie entspannt, schwingen sie etwas behäbiger und die erzeugten Töne befinden sich im tiefen Bereich. Je nachdem, wie sich die Kehlkopfmuskeln an- oder entspannen, werden im Dominoeffekt dadurch auch

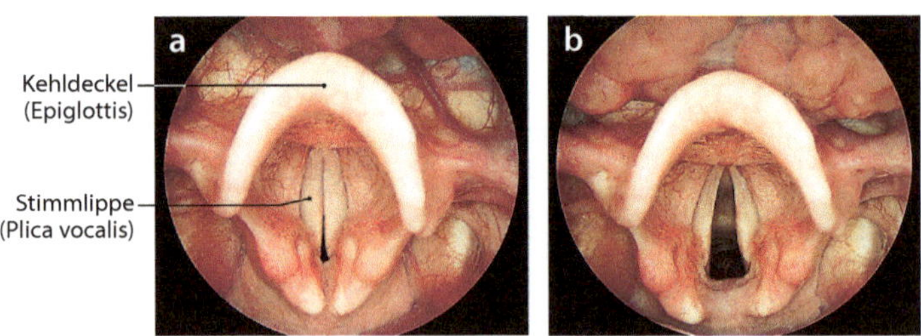

Abb. 10.2 **a,b** Aufnahme des Kehlkopfes durch ein Endoskop. **a** Stellung der Stimmlippen für die Sprache (Phonation). **b**. Stellung für die Einatmung (Respiration). (Modifiziert nach Tillmann 2017)

die Stimmbänder straffer oder weniger straff. Dadurch bringen wir die Höhen und Tiefen in unseren Stimmklang.

Heiserkeit und Räuspern

Unter **Heiserkeit** versteht man eine belegte, raue und meist auch leise Stimme. Bei einer tonlosen Stimme spricht man von einer Aphonie. Die Gründe können vielfältig sein. Entzündungen des Kehlkopfes, aber auch Überanstrengung (z. B. in Berufen, in denen viel geredet wird wie bei Lehrern oder Dozenten) oder chemische Schadstoffe (Zigarettenrauch, hochprozentiger Alkohol etc.) können der Grund sein. Auch hormonelle Einflüsse (Abschn. 10.3.1) spielen eine Rolle. Auf jeden Fall ist hier die Stimmschonung wichtig.

Und zu dieser Schonung gehört, dass man bei einer belegten Stimme das Gefühl des Fremdkörpers, das man dann meist hat, nicht einfach wegräuspert, sondern möglichst durch Schlucken oder Husten versucht zu beseitigen. Warum? Weil durch das **Räuspern** ein sehr starker Luftstoss erzeugt wird, der zwar effektiv im ersten Moment vorhandenen Schleim entfernt und zunächst für eine Erleichterung sorgt, aber auf lange Sicht auch für eine weitere Reizung der Schleimhäute, die damit mit noch mehr Bildung von Schleim bzw. mit einer Anschwellung reagieren. Ein ordentliches Husten oder ein Herunterschlucken ist wesentlich schonender für die Stimme bzw. die Stimmbänder.

Mit unserer Stimme können wir nicht nur inhaltliche Information vermitteln, sondern auch unsere Gefühle zum Ausdruck bringen (Abschn. 10.2). Daneben spielen auch andere Faktoren eine Rolle, wenn wir uns unserem Außen mitteilen:

Kommunikation ohne Worte

„Man kann nicht nicht kommunizieren" hat schon Paul Watzlawik, der unter anderem Kommunikationswissenschaftler und Psychotherapeut war, gesagt. Aber wenn doch nichts gesagt wird, was soll man dann verstehen? Wo und wie findet dann Kommunikation statt? Ein Beispiel:

Stellen Sie sich vor, Sie liegen in einem Krankenhausbett und werden in den OP-Bereich gefahren. In der Schleuse nickt Ihnen die OP-Schwester knapp zu, ohne sich vorzustellen. Sie werden auf eine andere Liege gelagert und in die Einleitung gefahren. Dort stehen bereits mehrere Personen in grüner OP-Kleidung und mit halb nach unten gezogenem Mundschutz, die sich über ein Thema aufzuregen scheinen. Einer von Ihnen dreht sich zu Ihnen um und sagt: „Ich bin Ihr Anästhesist, ich komme gleich zu Ihnen". Danach redet er mit den anderen beiden weiter, scheinbar über den Dienstplan. Sie fühlen sich etwas verloren und unwohl in der liegenden Position und haben Angst vor der bevorstehenden Narkose. Einfach „weg zu sein" ist kein schöner Gedanke. Sie sehen die Schläuche, Monitore und wie im OP-Saal ein geschäftiges Treiben herrscht, und Ihnen wird noch mulmiger. Auch wenn Sie es sich selbst nicht erklären können, aber plötzlich steigen Ihnen die Tränen in die Augen, und Sie fühlen sich wie ein kleines, hilfloses Kind. Die drei Anwesenden bemerken all das gar nicht, beenden einfach nur ihr Gespräch und beginnen, die Vorkehrungen für die anästhesiologische Einleitung zu treffen. Einen Zugang haben Sie bereits und bekommen nun wortlos ein Pulsoxymeter und das EKG angeklemmt. Neben Ihnen gibt der Monitor plötzlich Piepstöne von sich. Der Anästhesist, der sich eben zu Ihnen umgedreht hat, setzt sich neben Sie, dreht den Dreiwegehahn so, dass die Verbindung zum Tropf abgeschnitten ist, um nacheinander unterschiedliche Spritzen anzusetzen, die ihm der OP-Pfleger reicht. „Es kann sein, dass Sie gleich ein leichtes Brennen verspüren." sagt er, während er die Flüssigkeit einspritzt. Ihnen laufen Tränen über die Wangen, dann merken Sie nichts mehr.

Wie würden Sie das Verhalten des Anästhesisten beschreiben? Wie würden Sie seine Haltung Ihnen gegenüber einschätzen, obwohl (oder vielleicht gerade weil) er nur 2 Sätze mit Ihnen gesprochen hat, bevor er Sie in die Narkose brachte? Er hat kaum mit Ihnen gesprochen und das, was er zu Ihnen gesagt hat „Ich bin Ihr Anästhesist, ich komme gleich zu Ihnen." und „Es kann sein, dass Sie gleich ein leichtes Brennen verspüren." war weder besonders freundlich noch unfreundlich gesprochen. Eigentlich hat er also kaum mit Ihnen kommuniziert. Und trotzdem vermittelt er Ihnen in diesem Moment den Eindruck, dass Sie ihm gleichgültig sind oder sein Dienstplan zumindest wesentlich wichtiger ist, und er routiniert seiner Arbeit nachgeht, ohne Sie als Menschen wahrzunehmen. Er hat Ihnen seine Haltung Ihnen gegenüber vermittelt, ohne einen Satz über diese Haltung zu sagen. Das genau meint, dass Sie mit einem Menschen nicht nicht kommunizieren können. Selbst ein Schweigen kann viele unterschiedliche Dinge bedeuten oder zumindest von den Anwesenden auf vielerlei Weise gedeutet werden.

Zu der „nonverbalen Kommunikation", wie die Kommunikation ohne Worte auch genannt wird, gehört, was wir durch Mimik und Gestik, an Blicken und Berührungen dem anderen von uns und unserer Stimmung vermitteln.

Manchmal passen gesprochenes Wort und unausgesprochene Botschaft nicht zusammen, z. B. wenn jemand mit ausdrucksloser Miene beteuert, wie ausgesprochen froh er über ein Kennenlernen ist, oder wenn jemand mit traurigen Augen und hängenden Schultern auf die Frage, wie es ihm ginge, murmelt, sehr gut (siehe auch Abschn. 10.2).

Wir reden täglich – manche mehr, manche weniger. Egal ob beruflich oder privat, unsere Stimme ist unser Hauptkommunikationsinstrument, was uns meist erst dann klar wird, wenn sie versagt.

Wenn die Stimme versagt…

Bei einer Entzündung der oberen Atemwege kann es zur Heiserkeit und damit verbunden zu einem vorübergehenden Verlust der Stimme komme. Dieser Verlust ist aber in der Regel nicht für immer, die Stimme kommt wieder. Manchmal kann sich eine solche Heiserkeit aber auch über den Heilungsprozess hinaus über Monate halten. Besonders schlimm wird es dann, wenn die Stimme unwiderruflich verlorengeht. Das kann der Fall sein, wenn eine bösartige Wucherung den Kehlkopf so zerstört, dass er entfernt werden muss, auch, um eine weitere Ausbreitung zu verhindern. In Deutschland leben derzeit etwa 20.000 Menschen ohne Kehlkopf. Mittlerweile gibt es für diesen Fall in der Medizin mehrere Möglichkeiten, zwar keinen gleichwertigen, aber immerhin einen Ersatz zu schaffen, durch den eine Verständigung wieder möglich wird:

- **Speiseröhrenersatzstimme**: Um diese Variante zur Erschaffung einer Ersatzstimme zu erlernen, ist Geduld gefragt. Das Prinzip funktioniert so: Es wird eingeatmet, die Luft in die Speiseröhre gepresst und umgehend wieder nach oben gedrückt. Dadurch geraten zwei Schleimhautfalten der Speiseröhre, die den Stimmlippen sehr ähnlich sind und in diesem Fall ihren Ersatz darstellen, in Schwingung und es entsteht ein sehr tiefer, rauer Klang. Dieser kann mit etwas Übung in Worte umgeformt werden; allerdings können so pro Atmung nur wenige Worte „auf einmal" produziert werden, der Redefluss ist bruchstückhaft.
- **Sprechhilfe**: Es gibt elektronische Geräte (sog. Elektrokehlkopf), die beim Sprechen an den Hals oder hinter das Kinn aufgelegt werden können. Sie erzeugen die Schwingungen, die nun nicht mehr durch die Stimmlippen im Kehlkopf produziert werden können, und übertragen diese Vibrationen in das Innere des oberen Rachen- und Mundraums, wo sie durch Veränderungen in der Mund-, Lippen- und Zungenstellung in Laute umgeformt werden können.

- **Stimmprothese**: Die Stimmprothese entsteht im Grunde durch einen Verbindungsgang (ein Ventil, das die Luft nur in Richtung Speiseröhre passieren lässt) zwischen Luft- und Speiseröhre. Zunächst bedarf es für diese Variante einer Öffnung an der Vorderwand der Luftröhre (sog. Tracheostoma). Durch diese Öffnung wird die Luft eingeatmet (nicht mehr durch Mund oder Nase) und durch das Einwegventil direkt an die Speiseröhre weitergegeben. Dort wird die Schleimhaut in Schwingungen versetzt, die wieder als Grundlage für die Formung von Lauten dienen können. Ein verständliches Sprechen wird möglich.

10.2 Stimme und Stimmung

„Dazu habe ich nichts mehr zu sagen", „Es ist alles gesagt", „Ich möchte schreien vor Glück", „Mir bleibt die Stimme weg", „Himmelhoch jauchzend", „Stumm wie ein Fisch"… es gibt etliche Sprichwörter, bei denen es darum geht, wie wir unsere Stimmung durch unsere Stimme ausdrücken können. Und es gibt unendlich viele Gemütszustände, die auf dem Gesagten mitschwingen können. Unsere Stimme kann grollend, boshaft, sarkastisch, säuselnd, gelangweilt, gleichgültig, traurig, niedergeschlagen, euphorisch, hysterisch, müde, matt, drohend, ängstlich, panisch, keck, verführerisch und noch vieles mehr klingen. All das verleiht den gesagten Worten eine Seele, die uns einen Einblick in das Gefühlsleben unseres Gegenübers gewährt.

Dabei haben wir selber natürlich einen Einfluss darauf, wie wir durch unsere Stimme nach außen wirken. Ein Beispiel ist, wie flüssig wir sprechen: Wenn wir keine Füllsel verwenden wie „äh" oder „hmmm", sondern das, was wir sagen wollen, nahezu am Stück vortragen, dann wirken wir überzeugender und intelligenter. Im Vergleich zwischen lauten, männlichen Stimmen und weiblichen, weicheren Stimmen, ordnet man intuitiv der männlich-lauten Variante die größere Kompetenz zu. Menschen mit einer attraktiven Stimme (s. u.) erhalten in dem Bild, was von ihnen im Kopf entsteht, eher positive Charaktereigenschaften zugeschrieben (wie warmherzig, anständig etc.).

Der Mensch hinter der Stimme

Wir neigen dazu, uns hinter einer Stimme eine Person vorzustellen. Wir malen uns tatsächlich aus, wie groß, wie schwer, wie alt sie sein könnte, ob sie eher harte oder weiche Gesichtszüge hat usw. Und wir hauchen dieser imaginären Figur auch einen Charakter, eine Seele ein. Jeder, der Radio hört, kennt vielleicht diesen Effekt, dass man sich unter dem Moderator/der Moderatorin eine bestimmte Person vorstellt. Sieht man sie dann in echt, ist man meist enttäuscht, weil der reale Mensch nichts mit dem stimmlichen Abziehbild gemein hat. Selbst wenn wir eine Computerstimme hören, weisen wir ihr intuitiv Persönlichkeitsmerkmale zu, auch wenn wir rein rational wissen, dass eine Maschine keine haben kann. Vermutlich zeigt das, wie wichtig die Stimme als Kommunikations-, aber auch als Erkennungsmerkmal ist und wie sehr sie dem Gegenüber hilft einzuschätzen, ob der Träger der Stimme es „gut" oder „böse" meint.

Wie wir uns fühlen, versteckt sich also immer als kleiner blinder Passagier in unserer Stimme. Wie Professor Kiese-Himmel schreibt, die sich ausführlich mit dem Phänomen Stimme auseinandergesetzt hat:

Es gibt kein emotionsloses Sprechen.

Die Intonation unserer Stimme, also wie wir Dinge betonen bzw. hoch oder tief aussprechen, die Klangfarbe, die Lautstärke – all das ergibt ein Gesamtbild unserer Stimmung und von uns selbst.

Synchronstimmen

Synchronsprecher müssen glaubhaft den dargestellten Charakter mit ihrer Stimme verbinden, sie werden geradezu zum „Stimmenschauspieler". Und tatsächlich verschmilzt bei bestimmten, besonders berühmten Figuren der Mensch mit seiner Synchronstimme derart fest, dass ein Wechsel der Stimme zur höchsten Irritation beim Zuschauer führen würde. Spannend dabei ist, dass nicht jeder Synchronsprecher auch jede Stimme synchronisieren könnte, weil er seine Stimme nicht beliebig verändern und anpassen kann an hohe und tiefe Stimmlagen, ohne dass diese zu Schaden kommen würde.

Unsere grundlegenden Gefühle, wie Freude, Furcht, Trauer und Wut, haben dabei eine ganz eigene Stimmfrequenz, der wir sofort anhören, wenn sie nicht zum Inhalt passt und unser Gegenüber etwas zu verbergen versucht. Und wir können Emotionen von unserem Gegenüber durch die Stimme nicht nur wahr-, sondern auch übernehmen. **„Gefühlsansteckung"** nennt man so etwas und es hat genau wie das Jucken (Kap. 5) und das Gähnen (Kap. 6) etwas mit den Spiegelneuronen in unserem Gehirn zu tun, die uns dazu veranlassen, unbewusst Verhalten nachzuahmen.

Ob wir eine Stimme und die dazugehörige Person mögen, entscheidet sich recht schnell und hängt wesentlich von der Attraktivität ab, mit der wir eine Stimme verbinden. Attraktive Stimmen sind vor allem solche, die eine mittlere Tonfrequenz haben, also nicht zu schrill oder zu tief sind. Wir beeinflussen so mit dem, was und vor allem wie wir es sagen, unsere Zuhörer. Im Berufsleben ist eine angenehme, wohltönende Stimme z. B. von Vorteil, weil sie mit Merkmalen in Verbindung gebracht wird, die in der Arbeitswelt geschätzt werden (Verlässlichkeit, Souveränität etc.).

Höhen und Tiefen

Tiefe Stimmen sind vor allem bei Männern ein Zeichen für Reife, Kompetenz, Autorität, Glaubwürdigkeit etc. – kurzum ein gutes, seriöses Zeichen. Eine tiefe Männerstimme unterstreicht Männlichkeit, Kraft, Aggressivität und Dominanz – etwas, das „Mann" auszeichnet. Eine tiefe Stimme signalisiert zudem Leidenschaft und macht Männer für Frauen attraktiver. (Allerdings: Frauen halten solche Männer auch eher für untreu, geht es also um eine langfristigere Bindung, könnte eine tiefe Stimme zum „Nachteil" werden.) Tatsächlich gibt es einen Zusammenhang zwischen dem Testosteronspiegel: desto höher er ist, umso tiefer ist die Stimme.

Eine tiefe Stimme bei der Frau wird mit Dominanz assoziiert. Frauen in Berufen, die eher Männern zugeschrieben werden, sprechen tatsächlich meist etwas tiefer und neutraler (also mit weniger emotionalen Schwingungen). Eine tiefe und hauchige Stimme lässt eine Frau dagegen sinnlich und sexy erscheinen.

Hohe Stimmen wählen Frauen häufig, wenn sie mit einem Mann sprechen, den sie attraktiv finden, wobei insgesamt die Stimmlage bei Frauen im Vergleich zu früher in die tieferen Lagen gerutscht ist. Eine hohe Frauenstimme vermittelt Männern den Eindruck von Kindlichkeit, Jungsein, Weiblichkeit, Fruchtbarkeit, der Bereitschaft, sich unterzuordnen. Leider steht sie gleichzeitig auch für niedrige Durchsetzungskraft und mangelnde Kompetenz.

Laute Stimmen sind vor allem in Situationen anzutreffen, in denen es um Streit oder Durchsetzung geht. Sie sollen zeigen, dass man meint, was man sagt und den anderen überzeugen bzw. negative Gefühle wie Wut vermitteln möchte. Geht es hingegen um eine vertrauliche Kommunikation, so wird nicht nur vom Mann, sondern auch von der Frau eine **leise Stimme** gewählt.

10.3 Wussten sie eigentlich schon…

10.3.1 …dass die Stimme sich an den Zyklus der Frau anpasst?

Tatsächlich verändert sich die Tonhöhe der Frau während ihres Monatszyklus. Rückt der Eisprung näher, wird die Stimme höher und um den Eisprung selbst soll die Stimme der Frau (für die Männerwelt) besonders wohlklingend sein. Es geht also bei der gegenseitigen

Anziehungskraft nicht nur darum, sich gegenseitig riechen (Abschn. 1.1.3), sondern auch darum, sich gegenseitig hören zu können. Während der Menstruation klingt die Stimme dann eher rau und weniger attraktiv. Auch die Stimmeinsatzzeit (also die Zeit, bis die Stimmlippen in Schwingung geraten) scheint unter dem Einfluss von Hormonen zu stehen: um den Eisprung herum ist sie länger. Und zu dieser Zeit finden Frauen tiefe Männerstimmen besonders attraktiv.

10.3.2 …dass die Stimme für unsere Gegenüber wie ein Steckbrief fungiert?

Tatsächlich ist die Stimme ein wenig so wie eine Profilbeschreibung dessen, der sie in sich trägt. Mit recht hoher Genauigkeit können wir aufgrund der Stimme schließen, wie alt der dazugehörige Mensch und ob er Männlein oder Weiblein ist (selbst bei etwa gleich hohen Stimmen können wir unterscheiden, ob es sich um eine weibliche oder männliche Stimme handelt). Sie könnten im Selbstversuch einmal kurz die Augen schließen, wenn Sie in einem Kaffee sitzen und den Stimmen hinter Ihrem Rücken lauschen, einen inneren Steckbrief erstellen und sich dann unauffällig umdrehen – passt das Erdachte zum Gesehenen? Aber abgesehen davon, schwingen in der Stimme auch die ungefähre Körperstatur mit (Größe, Gewicht, Umfang). Es gibt zwar eine unterschiedliche Studienlage dazu, aber wir machen uns aufgrund der Stimme auch ein Bild des Körpers, zu dem sie gehört, und das ist meist gar nicht so falsch.

10.3.3 ...dass es einen akustischen Fingerabdruck gibt?

Ja, nicht nur der Fingerabdruck ist einzigartig, auch unsere Stimme mit ihrer eigenen Klangfarbe und Sprechmelodie. Deswegen zählt sie genau wie der Fingerabdruck oder die Regenbogenhaut des Auges zu den biometrischen Merkmalen, über die man eine Person identifizieren kann.

11

Altern

Inhaltsverzeichnis

© Springer-Verlag GmbH Deutschland, ein Teil von
Springer Nature 2018
M. Kahl-Scholz, *Mensch! Erstaunliches über den Körper,*
https://doi.org/10.1007/978-3-662-56155-3_11

Uns alle betrifft es, vom ersten Moment an, an dem wir auf die Welt kommen: wir alle altern. Am Anfang noch aufgehalten durch ein sehr gutes Wachstum- und Reparatursystem, später dann immer mehr sicht- und spürbar. Kann man es aufhalten, dieses Altern, vor dem so viele Angst haben? Und wäre das wünschenswert? Wird dem Alterungsprozess überall so panisch ausgewichen wie in den westlichen Ländern? Auf diese und andere Fragen gibt das vorliegende Kapitel Antworten.

11.1 Warum altern wir?

Zuerst wachsen wir rasant (in der Embryonal-/Säuglingszeit und in den ersten drei Lebensjahren), dann aber verlangsamt sich das Wachstum. In der Pubertät kommt der nächste Schub. Mit 21 Jahren ist man etwa „ausgewachsen". Mit fortschreitendem Alter produziert der Mensch dann immer weniger Wachstumshormone, der Körper kann Nahrung nicht mehr so schnell in Energie umwandeln, das Muskelgewebe nimmt ab. Der Mensch altert, bis er schließlich stirbt. Aber selbst nach dem Tod wachsen einige Gewebe weiter (Haare und Nägel).

Altern ist also demnach ein Prozess, bei dem es zu einer Abnahme der Fähigkeit zur Selbstregeneration (Kap. 9) kommt (Näheres dazu auch unter Abschn. 11.2). Umso komplexer ein Lebewesen aufgebaut ist, desto wahrscheinlicher ist es, dass es rascher altert, etwa so, als brauche die Natur für so etwas Kompliziertes wie den menschlichen Organismus auch mehr Energie, die irgendwann aufgebraucht ist. Lebewesen, die hingegen einem etwas „simpleren Bauplan" folgen und vielleicht gerade einmal so einen Zellkern ihr Eigen nennen dürfen, sind quasi unsterblich.

Tatsächlich gibt es aber auch in der Biologie vielzelliger Organismen Beispiele (wenn auch wenige) für die **Unsterblichkeit** eines Organismus (Abschn. 11.4.1). Wir Menschen zählen nicht dazu.

Hohes Alter

Methusalem war, geht man nach der Bibel, 969 Jahre alt. Nachdem sein Urenkel Noah die Arche baute und neben den weiteren Insassen des Schiffes als letzter Überlebender die Sintflut überstand, beschloss Gott, dass es nun genug mit dem langen Leben sei und begrenzte fortan die Lebensspanne des Menschen auf 120 Jahre. Spannend dabei ist – ob man nun an die Bibel glaubt oder nicht –, dass der älteste Mensch (eine Frau aus Frankreich) 122 Jahre und 168 Tage alt wurde. (Sie selbst gab an, dass Olivenöl, Knoblauch, Gemüse und Rotwein ihr Geheimrezept seien.) Man muss also davon ausgehen, dass unser maximal erreichbares Alter tatsächlich bei etwa 120 Jahren liegt.

Im Tier- und Pflanzenreich wird durchaus mit höheren Zahlen jongliert: Ein fossiler Schwamm aus dem ostchinesischen Meer hat ein Alter von 11.000 ± 3000 Jahren erreicht. Es gibt Mammutbäume, die auf ein Alter von 2000 Jahren zurückblicken und Kiefern, deren Alter auf über 4000 Jahren geschätzt werden.

Leonard Hayflick, Gerontologe, hat das Altern wie folgt definiert:

Altern ist die Summe aller Veränderungen, die in einem Organismus während eines Lebens auftreten und zu einem Funktionsverlust von Zellen, Geweben, Organen und schließlich zum Tod führen.

Wir alle bringen durch unsere Gene eine gewisse Veranlagung dafür mit, wie lange unsere Lebenszeit bemessen ist – in einigen Familien gibt es die Ansicht, diesbezüglich „gute" oder „schlechte" Gene zu haben. Trotzdem bestimmt dieser Anteil unsere Lebenszeit nur zu 20–30 %. Der Rest liegt in unserer Hand und in den Umweltbedingungen, in denen wir leben.

Der Durchschnitt

Die durchschnittliche Lebenserwartung im Jahr 2015 beträgt nach Angaben der WHO in Deutschland für neugeborene Jungen 79 Jahre und für neugeborene Mädchen 83,5 Jahre.

11.1.1 Was an uns altert?

Im Grunde – schlicht und ergreifend – alles. Trotzdem gibt es bestimmte Strukturen, durch deren Veränderungen man besonders merkt, dass der Körper altert:

- Es lagern sich Pigmente in der Haut ein, Altersflecken entstehen (s. u.).
- Die Festigkeit und Elastizität des Bindegewebes lässt nach – wir kriegen Falten und die Haut fängt hier und da an, sich der Schwerkraft zu beugen.
- Die Haare fallen aus (warum das so ist, wird in Kap. 9 erklärt). Das Haar wird schütterer und dünner.
- Die Merkfähigkeit lässt nach, Multitasking wird schwieriger, neue Informationen werden weniger rasch verarbeitet. Wenn etwas abgerufen, erinnert werden soll,

dauert dies meist länger (schließlich ist ja auch ein ganzes Leben an Information gut verstaut in den Gedächtnisschränken untergebracht, bei einer solchen Menge wundert es nicht, wenn das Heraussuchen mehr Zeit in Anspruch nimmt, als mit 20 Jahren). Um Neues zu speichern, müssen die Inhalte mehrfach wiederholt werden. Alles in allem lässt unsere fluide Intelligenz (s. u.) langsam nach.

Altersflecken

In den Zellen der Oberhaut befindet sich das bräunliche Pigment, das Melanin. Wird die Haut – zum Beispiel im Sonnenlicht oder in Solarien – ultravioletter (=UV-) Strahlung ausgesetzt, nimmt der Gehalt an Melanin in der Haut zu und sie färbt sich bräunlich. Kommt die Haut länger nicht mit UV-Licht in Kontakt, sinkt die Menge des Melanins ab und sie wird wieder heller. Melanin ist sehr wichtig, denn es schwächt die ultravioletten Strahlen der Sonne ab, die uns schädlich werden und Hautkrebs verursachen können.

Wir können (und sollen) Sonneneinstrahlung nicht verhindern und umso länger die Haut mit der Sonne zu tun hatte, desto mehr entstehen „Lichtschäden" in ihr. Dazu zählen auch Altersflecken. Sie entstehen, weil sich die Oberhaut im Laufe der Zeit unregelmäßig verdickt und vermehrt Melanin einlagert. Das ist aber eine absolut harmlose Alterserscheinung.

Fluide und kristalline Intelligenz

Die fluide (also „flüssige") Intelligenz beschreibt unsere Fähigkeit, flexibel auf Neues zu reagieren, unsere Informationsverarbeitungsgeschwindigkeit, unser schlussfolgerndes Denken und unser Abstraktionsvermögen.

> Die kristalline Intelligenz hingegen umfasst all das, was
> wir im Laufe unseres Lebens an Techniken, Fertigkeiten und
> Inhalten gelernt haben (dazu zählt z. B. auch Lesen und
> Schreiben). Hier kommt alles Wissen aus unseren Beziehun-
> gen und Erfahrungen zum Tragen.
> Die fluide Intelligenz nimmt im Laufe der Lebensjahr-
> zehnte langsam ab, während die kristalline Intelligenz
> uns erhalten bleibt und mit höherem Lebensalter sogar
> noch mehr werden kann (wir lernen ja – sofern wir offen
> sind – bis in das hohe Alter dazu). Gezieltes Gedächtnist-
> raining kann aber auch den Abbau der fluiden Intelligenz
> aufhalten.

11.1.2 Altern in anderen Kulturen

Altern wird nicht überall gleichbehandelt, auch wenn
der „Trend" tatsächlich dahinzugehen scheint, dem Alter
immer mehr auszuweichen wie einer schlimmen Krankheit, sieht man einmal von indigenen Völkern ab.

Die Bosch-Stiftung hat zu der Frage, wie Altern in
anderen Kulturen behandelt wird, eine Untersuchung
durchgeführt (die allerdings nur eine Momentaufnahme
war). Die Ergebnisse:

In **Frankreich** wird zumindest aktiv und offensiv
öffentlich darüber diskutiert, wie man mit dem Alter und
vor allem zunehmenden Demenzerkrankungen umge-
hen könnte. Man ist sich der Risiken des Alters, aber
auch der Potenziale bewusst. Zum Beispiel werden während einer Hitzewelle sofort Notfallpläne für alte Menschen aufgestellt und lebenslanges Lernen wird besonders
gefördert. Auf der anderen Seite – und das ist ein wenig

paradox – sind nur 7 % der 64 oder 65 Jahre alten Männer noch beschäftigt.

In **Japan** sind im Gegensatz dazu noch 30 % der 65-jährigen Männer erwerbstätig und 30 % der Familien sind Dreigenerationenhaushalte. Die mittlere Generation fühlt sich verpflichtet, die Alten zu pflegen. Allerdings gilt dies mehr für die ländlichen Regionen, als für die Großstädte. Das Alter wird zwar verehrt, aber die Beteiligung alter Menschen am öffentlichen Leben ist im Verhältnis dazu eher gering. Deshalb beginnt man nun in Japan umzudenken. Die Gesellschaft dort wächst wesentlich schneller als bei uns, daher bietet man den älteren Japanern beispielsweise an, sich fortzubilden und noch einmal auf den Arbeitsmarkt zurückzukehren, was als zweite Karriere – „Second career" – bezeichnet wird.

In **Norwegen** verläuft die demografische Entwicklung ähnlich wie in Deutschland, weshalb das Rentenalter ebenfalls auf 67 Jahre heraufgesetzt wurde. Es existiert ein gut ausgebautes Bildungssystem für ältere Menschen. Die „Alten" übernehmen zudem Verantwortung im öffentlichen Raum und die Jungen fühlen sich meist solidarisch mit ihnen.

Demografischer Wandel

Immer wieder fällt das Schlagwort „Demografischer Wandel", wenn man über die zunehmend älter werdende Bevölkerung spricht. Gemeint damit ist, dass unsere Bevölkerung immer älter wird. Man stellt sich dazu grafisch häufig einen Tannenbaum vor, der – solange mehr junge Menschen als alte vorhanden sind – auch aussieht wie ein Tannenbaum (mit einem dichten, breiten Nadelkleid – der

> jungen Bevölkerung – in Bodennähe und einem schmalen Nadelzipfel in Richtung Baumspitze, der den Anteil der alten Bevölkerung darstellt). Diese Alterspyramide hat sich aber gedreht oder ist zunehmend dabei, das zu tun – der Baum steht auf dem Kopf und balanciert auf der schmalen Spitze (der wenigen jungen Leute, die nachkommen), während die breite Nadelfront (der älteren Menschen) in die Luft ragt.

Auch in **Kanada** ist die ältere Generation gut aufgehoben, was Bildungsangebote und gesundheitliche Versorgung betrifft. Spannend ist, dass Kanada ein Einwandererland ist und 42 % der Bewohner aus anderen Ländern kommen und unterschiedlichste Gewohnheiten mitbringen, sodass sehr unterschiedliche Altersbilder nebeneinander existieren.

11.2 Altern und Gene

Immer wieder hört man, dass Altern etwas damit zu tun hat, was in den eigenen Genen an Lebenszeit mit auf den Weg gegeben wurde. Aber wie genau ist das zu verstehen? Dazu muss man sich genau anschauen, was ein Gen und auch, was die DNA im menschlichen Körper überhaupt ist.

Anfangen müssen wir in einer unserer Zellen, genauer in ihrem Zellkern, denn dort finden sich unsere Chromosomen, die sich bei einer Teilung der Zellen ebenfalls teilen. Die Chromosomen sind die Hüter unserer Erbinformationen und erinnern ein wenig an ein „X" oder an

Schmetterlingsflügel von hinten (Abb. 11.1). Die Chromosomen enthalten die DNA-Doppelstränge, die – die meiste Zeit – wie ein aufgedrehtes Band spiralförmig aufgebaut sind (Abb. 11.2). Bestimmte Abschnitte der DNA (was ausgeschrieben die englische Bezeichnung für „Desoxyribonukleinsäure" ist) bilden Gene, die die Grundinformationen für die Entwicklung von Eigenschaften eines Individuums und zur Herstellung einer biologisch aktiven RNA enthalten, kurzum: gewissermaßen unseren Bauplan.

Nun zurück zum Altern: Regenerationsvorgänge sind vor allem von sog. Stammzellen abhängig, die sich beim Menschen in verschiedene spezialisierte Zelltypen entwickeln können. Stammzellen sind der wiederverwendbare Samen, aus dem viele andere Zelltypen in uns entstehen, aber: Dieses „Sich-teilen-und-damit-reparieren"-können ist nicht unendlich oft möglich, sondern auf eine bestimmte Anzahl begrenzt. Damit wären wir wieder bei den Chromosomen: Bei jeder Zellteilung verkürzen sich

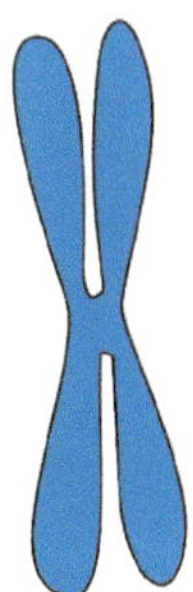

Abb. 11.1 Chromosom. (Aus Buselmaier 2015)

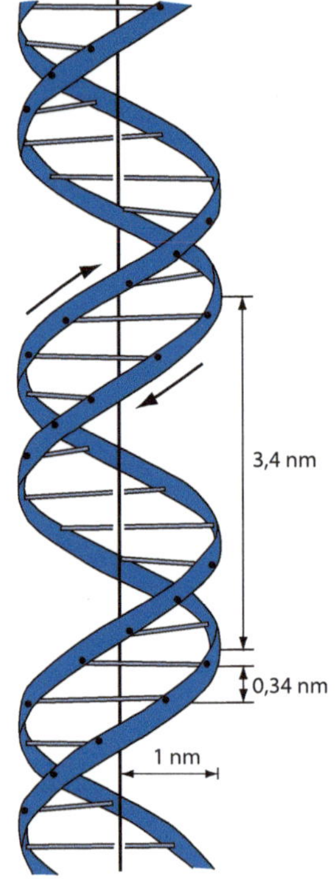

Abb. 11.2   Struktur der DNA. (Aus Buselmaier 2015)

nämlich ihre Enden, sodass sie irgendwann zu kurz sind, um sich zu teilen. Die Fähigkeit der Stammzelle, sich zu vermehren, ist erloschen, sie stirbt ab (zumindest beim Menschen, bei Süßwasserpolypen sieht die Sache anders aus, Abschn. 11.4.1).

Stammzellforschung

Stammzellen sind quasi die Allrounder in unserem Körper, denn diese Zellform kann sich in viele verschiedene Zelltypen und Gewebearten weiterentwickeln. Sie sind sozusagen die Quelle des Lebensflusses, wenn es um Wachstum und Regeneration im menschlichen Körper geht. In der Medizin spielen sie z. B. eine wichtige Rolle bei der Bekämpfung der Leukämie, bei der Blutzellen geschädigt sind, die durch eine Transplantation neuer Stammzellen verdrängt und durch gesunde Zellen ausgetauscht werden. In der Stammzellforschung geht es darum, Stammzellen einzusetzen, um abgestorbenes Gewebe (etwa beim Herzinfarkt) durch neues zu ersetzen oder Tumore zu bekämpfen. Auch die Regeneration von Knorpeln und Knochen spielt eine Rolle. Noch steckt dieser Forschungszweig aber in den Kinderschuhen.

Generell ist es – rein evolutionär betrachtet – auch nicht angedacht, dass wir möglichst alt werden, sondern eher, dass wir uns möglichst effektiv vermehren und auch noch die Zeit haben, unseren Nachwuchs auf den Weg zu bringen. Bedenkt man, dass vor gar nicht so vielen Jahrzehnten Frauen die Wechseljahre überhaupt nicht erlebt haben, weil sie schlicht nicht so alt geworden sind, hat sich unsere Lebensspanne doch um einiges ausgeweitet.

Es gibt aus biologischer Sicht zwei Ansätze, aus denen heraus man das Altern versucht zu erklären:

Telomer (Chromosomenenden-)-Hypothese

Diese Idee vom Altern wurde weiter oben eigentlich schon grob erklärt: die Chromosomenenden (Telomere genannt) verkürzen sich. Beim Menschen sind bei der Geburt an dem Chromosomenende ca. 90.000 solcher DNA-Bausteine vorhanden. Mit jeder Zellteilung wird diese Sequenz um zwischen 25 und 200 Bausteine verkürzt. Mit der Zunahme der Verkürzung verlangsamt sich die Zellteilung, bis sich die Zelle überhaupt nicht mehr teilt und ihr Wachstum einstellt.

Progerie

Das Hutchinson-Gilford-Syndrom ist durch einen Gendefekt gekennzeichnet und wird auch als Progerie (vorzeitige Alterung) bezeichnet. Die Erkrankung führt zu einem viel zu frühen Alterungsprozess und die mittlere Lebenserwartung beträgt 13 Jahre. Inzwischen ist belegt, dass dieses Syndrom mit einer beschleunigten Verkürzung der Chromosomenenden (Telomere) einhergeht, die ja – wie bereits beschrieben – eine wesentliche Funktion bei der Zellteilung besitzen.

Kontrollierte Zelltod

Beim kontrollierten Zelltod geht man davon aus, dass sich mit zunehmenden Lebensalter auch zunehmend mehr genetische Schäden in der Zelle anhäufen. Diese Schäden entstehen durch freie Sauerstoffradikale, die zu Abbauprozessen führen, deren Abbauprodukte sich in der Zelle wie kleine Müllberge ansammeln. Diese Restposten reichern sich in der Zelle an und werden beispielsweise als **Alterspigment**, besonders in Herzmuskel-, Leber-, Nerven- und Pigmentzellen der Retina, abgelagert. Die Zelle erhält den Stempel „ausgedient" und es wird der programmierte Zelltod eingeleitet. Dabei spielen bestimmte Zellzyklus-Kontrollproteine eine bedeutende Rolle. Sie entscheiden, ob eine Zelle bei zu großen Schäden in den programmierten Zelltod geschickt wird. Spontane Defekte in den Genen für diese Zellzyklus-Kontrollproteine führen zur Ausschaltung des programmierten Zelltodes und damit zu **Krebs**. Man kann also den Alterungsprozess auch als eine ständige Vermeidung von Krebs ansehen.

11.3 Das Altern aufhalten

Wie sind geradezu verbissen darauf aus, das Altern mit all seinen Begleiterscheinungen aufzuhalten. Altern ist schlecht, Altern ist ein Feind. Von der Ehrung des Alters und seiner Weisheit wie in anderen Kulturen sind wir (leider) weit entfernt.

Es gibt etliche (kosmetische, medizinische, ernährungswissenschaftliche etc.) Ansätze, die versprechen, das Altern für den Moment aufzuhalten und/oder zu verschieben. Wie wirksam diese Ansätze – und vor allem, wie erstrebenswert sie – sind, muss jeder ganz individuell für sich entscheiden. Deshalb soll hier auch nicht weiter auf die (Un-)Wirksam- und Sinnhaftigkeit der zahlreichen angebotenen Verfahren eingegangen werden.

Medizinischer Fakt ist aber, dass es von großem Vorteil ist, auch „im Alter" noch offen und neugierig zu bleiben, dem inneren Kind zu folgen und die Welt weiter zu entdecken bis zum letzten Atemzug, denn dann bleiben wir – besser gesagt unsere fluide Intelligenz (Abschn. 11.1.1) – flexibel, fit, kurzum: jung. Und wenn wir nicht nur unseren Geist, sondern auch unseren Körper beweglich halten, ihn benutzen ohne ihn gewaltsam abzunutzen, dann rosten die Scharniere weniger schnell und leisten länger gute Dienste.

Nichts gegen ein langes, möglichst gesundes Leben, wenn die Zeichen des Alters als Zeichen der Weisheit und Lebenserfahrung gedeutet werden. Wem bringt es etwas, alt (und älter) zu werden, wenn er die dadurch gegebene Zeit hauptsächlich damit verbringen muss, möglichst jung auszusehen und sein wahres Ich zu kaschieren? Vielleicht wäre eine gangbare Alternative, das Alter zu akzeptieren und es zu genießen, so gut es geht.

11.4 Wussten sie eigentlich schon…

11.4.1 …dass es tatsächlich Lebewesen gibt, die praktisch unsterblich sind?

Wir gehören (leider oder glücklicherweise) nicht dazu. Die Rede ist von ganz speziellen Süßwasserpolypen, die ihre Zellen fortlaufend durch neue ersetzen und sich so ständig regenerieren können (Kap. 9). Dieser Regenerationsvorgang erfolgt durch sog. Stammzellen, über die auch der Mensch verfügt. Allerdings sind sie bei uns nicht unbegrenzt vermehrbar – im Gegensatz zu den Süßwasserpolypen: ihre Stammzellen sind extrem aktiv und in nur 5 Tagen können alle Körperzellen einschließlich der Nervenzellen ersetzt werden, womit diese Polypen – von „Unfällen" einmal abgesehen – unsterblich sind.

Ein zweites Beispiel stellt die Qualle Turritopsis nutricula dar, die durch die sog. Transdifferenzierung ihre

Zellen so umwandeln kann, dass sie wieder ins Jugendstadium zurückversetzt wird. Turritopsis nutricula kann sich also ständig und offenbar unbegrenzt verjüngen.

11.4.2 …dass körperliche Aktivität ein hervorragendes Anti-Aging-Mittel ist?

Ja, tatsächlich haben Studien gezeigt, dass ob und wie oft ein älterer Mensch körperlich aktiv ist, eng in Verbindung steht mit den Krankheiten, die er erleidet, und den dadurch entstehenden Behinderungen, mit denen er leben muss. So führt z. B. Ausdauertraining (auf dem Fahrrad oder leichtes Laufen) zu einer Verbesserung der funktionellen Fähigkeiten, bei Patienten mit einer Herzschwäche zu einer besseren Herzfunktion und bei Patienten mit einer Erkrankung der Herzkranzgefäße zu einer Verzögerung des Voranschreitens der Erkrankung. Wer sich bewegt, bleibt länger jung – so sehr sich dieser Satz nach einem Allgemeinplatz anhört, so wahr ist er im medizinischen Kern. Natürlich gilt hier immer, die eigene Leistungsfähigkeit zu beachten und ein körperliches Training langsam auf dieser Grundlage aufzubauen. Und vor allen Dingen: Etwas zu tun, was einem wirklich (!) Spaß macht.

Teil III

Abstraktes

12

Denken

Inhaltsverzeichnis

© Springer-Verlag GmbH Deutschland, ein Teil von
Springer Nature 2018
M. Kahl-Scholz, *Mensch! Erstaunliches über den Körper,*
https://doi.org/10.1007/978-3-662-56155-3_12

Manchmal, wenn man abends im Bett liegt, schlagen sie Purzelbäume und bilden Endlosschleifen, manchmal haben wir sie blitzartig als Idee in uns, manchmal sind sie träge und scheinen nur durch einen dichten Nebel zu uns durchzudringen: Gedanken. Wir denken, ohne es zu merken, unentwegt. Wie aber entstehen Gedanken? Kann man sie zum Schweigen bringen? Und was haben sie mit unserem Bauchgefühl zu tun? Auf diese und weitere Fragen gibt das vorliegende Kapitel Antworten.

12.1 Wie entwickeln sich Gedanken?

Während ich hier schreibe und versuche, einen Text zu kreieren, der möglichst interessant und angenehm zu lesen ist, denke ich unentwegt: Was schreibe ich als nächstes? Schreibe ich lieber „und" oder „sowie"? Was wäre eine gute „Wussten Sie eigentlich…"-Frage? Manche Gedanken sind laut und vernehmlich, andere spielen sich im Hintergrund ab und tauchen entweder ganz sanft oder gar nicht auf. Was ist das? Dieser ständige Begleiter, der uns zuraunt, anschreit, zuflüstert? Der uns strukturiert, durcheinanderbringt, manchmal Achterbahnfahren lässt?

Wenn man sich Gedanken aus der Sicht der Neurowissenschaften anschaut, ging man hier früher davon aus, dass ein bestimmter Gedanke auch ein bestimmtes Neuron im Gehirn aktiviert – konkreter Gedanke, konkrete Schaltstelle im Gehirn, in etwa so wie bei einem Sicherungskasten, bei dem man genau weiß, welcher Schalter welche Schaltkreise bedient. Aber so einfach ist es – wie man heute weiß – in Bezug auf die Gedanken eben nicht.

Neuron

Neuron ist eine andere Bezeichnung für „Nervenzelle" und kommt aus dem Altgriechischen. Dort steht es für Sehne/Nerv. Diese besondere Zelle unseres Nervengewebes besteht aus einem Zellkörper und verzweigten Zellausläufern: den Dendriten und Neuriten (Axonen) (Abb. 12.1). Die Dendriten empfangen Signale, die Axone leiten sie weiter. Ein Neuron ist quasi der eine, kleinste Baustein des Gesamtgebäudes Nervensystem.

Heute weiß man, dass bei jedem Gedanken ganze Netze von Neuronen in der Großhirnrinde zusammenarbeiten und es nicht die eine spezielle Stelle gibt, in der der Gedanke erzeugt oder erfasst wird. Im Gegenteil ist es eher so, dass wir ein ganzes Netzwerk an Gedankenbauteilen im Gehirn haben, die miteinander kommunizieren und erst so Gedanken entstehen und verarbeiten lassen. Eine Region analysiert Sinnesdaten, eine weitere verknüpft diese mit Erfahrungen, andere Teile des Großhirns bewerten eine Situation oder formulieren Wörter, um Dinge

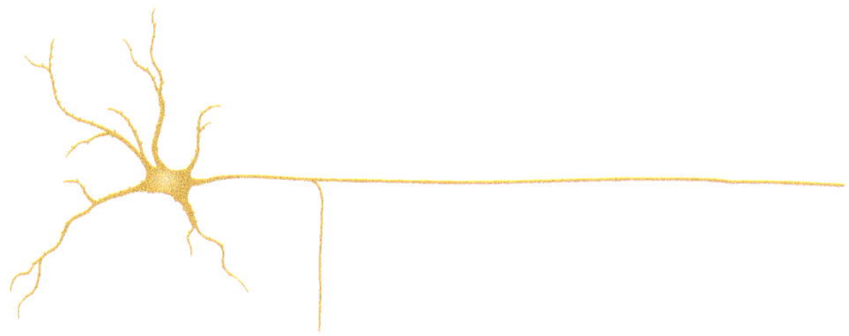

Abb. 12.1   Ein Neuron mit den typischen Ästen (Dendriten). (Aus Zilles und Tillmann 2010)

oder Vorgänge zu benennen. Kurzum: Ein Gedanke ist eine über das ganze Gehirn verstreute elektrische Aktivität. Wie aber genau das Zusammenspiel funktioniert, ist bis heute noch nicht ganz klar.

Soweit die Sicht der Neurowissenschaften. Aus der Sicht der Philosophie ist ein Gedanke etwas, dass durch unser Bewusstsein und unsere Intentionalität entsteht. Letztere heißt, dass etwas für uns mit einer Bedeutung verbunden ist, dass wir eine Banane auf alle Fälle richtig als eine Banane erkennen können. Und aus psychologischer Sicht wird ein Gedanke erfasst als Endprodukt, das beim Denkprozess entsteht, und das in einen subjektiv-psychologischen (Wie entsteht der Gedanke?) und einen objektiven Prozess (Welche Geltung hat der Gedanke?) unterteilt werden kann.

Bleibt man bei der neurowissenschaftlichen Sicht, darf man aber Gedanken nicht als isolierte Leistung des Gehirns betrachten, denn wir brauchen den Austausch nach außen, um sie überhaupt zu fassen, die Gedanken. Wir stehen im ständigen Austausch mit unserer Umwelt und Gedanken helfen uns hier wesentlich dabei, gut durch diese Umwelt hindurch zu manövrieren. Alles, was im Gehirn gedanklichen Gehalt hat, bezieht diesen Gehalt letztlich aus vergangenen oder aktuellen Geschehnissen mit der Umwelt. Hören, Sehen, Schmecken, Riechen, Fühlen – all das ist Futter für unseren Denkprozess. Besonders wichtige Gedanken (und damit verknüpfte Gefühle) werden gespeichert: die Geburtsstunde unserer Erinnerungen.

Erinnerungen

Wie genau Erinnern (ebenso wie Gedankenbildung) funktioniert, ist noch nicht gänzlich erforscht. Jedenfalls können sich Nervenzellen an Hirnaktivitäten vergangener Zeiten „erinnern" und Gedächtnisinhalte einspeichern. Wie beim Muskeltraining entstehen beim Denken immer stärkere Verknüpfungen, neue Nervenzellen werden teilweise aufgebaut. Unser Gedächtnis, unsere Erinnerungen werden dabei anatomisch dem Hippocampus zugeordnet, fehlt dieser Gehirnanteil, fehlt auch die Fähigkeit, sich zu erinnern (Abschn. 12.3.1).

Gedanken sind also das Ergebnis unserer Erfahrungen mit uns und der Umwelt, sie sind Schienen, auf denen wir uns bewegen, auf denen wir manchmal aber auch die Weichen neu stellen können. Ab und an erscheint es uns aber schier unmöglich, unsere Gedanken zu zügeln, sie „zum Schweigen" zu bringen. Sie kreisen, drehen und wenden sich immer wieder „um das eine Thema" oder um eine Abfolge von Themen. Es gibt zahlreiche Techniken, die dabei helfen sollen, dem Gedankenstrudel Einhalt zu gebieten. Die bekannteste davon ist wohl die Meditation.

Meditation

Ein wenig lustig ist, dass Meditation vom Lateinischen meditatio, meditari abstammt und eigentlich so viel heißt wie nachdenken, nachsinnen, überlegen – also das, was man nun gerade lernen möchte zu vermeiden, wenn man meditiert. Achtsamkeits- oder Konzentrationsübungen sollen dem Geist helfen sich zu beruhigen und zu sammeln, wobei möglichst irgendwann der Zustand der Leere und

Stille erreicht werden soll. Meditation soll zum „Hier und Jetzt" führen und im besten Fall zur Gedankenfreiheit.

Jeder muss für sich entscheiden, ob Meditation sein Weg zu mehr innerer Ruhe ist. Fakt ist, dass erstaunliche Phänomene im Zusammenhang mit Meditation bekannt sind und viele auf die Wirksamkeit einer regelmäßigen Praxis schwören. Es gibt sogar einige Berichte von buddhistischen Mönchen, die über den Tod hinaus „meditieren" und deren Körper nicht den Zerfallsgesetzen zu unterliegen scheinen, wie sie für den normalen Prozess nach dem Sterben gelten. Man nennt diesen Zustand „Tukdam" und er stellt die letzte Stufe auf dem Weg zu Buddha, die höchste Stufe der Spiritualität dar.

12.2 Kopf- und Bauchgefühl

Gedanken, das, was „aus dem Kopf" kommt, ist tief verwurzelt mit dem, „was aus unserem Bauch aufsteigt": unseren Gefühlen. In einem Disneyfilm wurde jüngst sehr schön beschrieben, wie sich gerade Erinnerungen im wahrsten Sinne mit Gefühlen färben. Dieses Bild der Erinnerung, die rot ist, weil das Geschehene uns wütend gemacht hat, oder blau, weil wir besonders traurig waren, ist ein sehr eingängiges und beschreibt, wie eng Gefühl und Verstand miteinander verwoben sind. Und diese Erinnerungen formen maßgeblich unsere Gedanken zu dem, wie wir die Welt im Weiteren wahrnehmen.

Unser limbisches System ist der anatomische Sitz unsere Gefühle. Es liegt eingekuschelt zwischen den beiden Hälften unseres Großhirns, besteht aus mehreren Komponenten (Abb. 12.2) und ist mit vielen Strukturen unseres Denkapparates vernetzt.

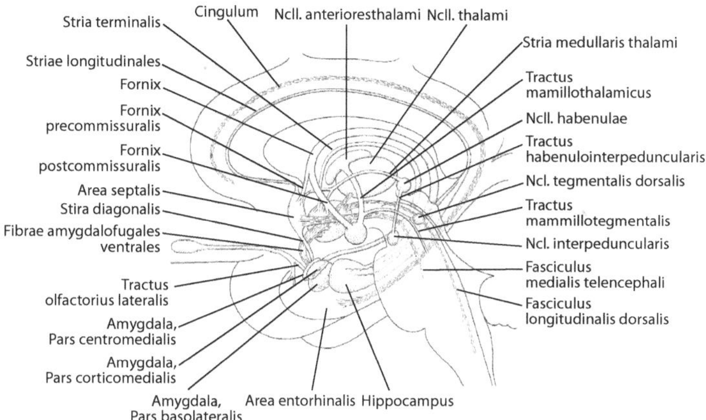

Abb. 12.2   Limbisches System mit allen darin enthaltenen Strukturen – man kann erahnen, dass es sich hier um ein sehr komplexes System handelt. (Aus Zilles und Tillmann 2010)

Viele Erkrankungen (Alzheimer, aber auch psychische Erkrankungen wie die bipolare Störung oder Zwangserkrankungen) lassen sich auf ein Ungleichgewicht in diesem System zurückführen. Und es ist untrennbar mit unseren Gedanken und damit auch mit unserem Handeln verbunden. Eine „rein sachliche" Diskussion ist daher im Grunde nicht wirklich möglich und geschieht höchstens objektiv an der Oberfläche, aber nie subjektiv im Körper. Manchmal gewinnt das Gefühl die Oberhand, manchmal der Verstand, was auch mit dem Lebensalter variieren kann (Abschn. 12.3.2).

Gedanken und Gefühle sind im Grunde die zwei Seiten einer Medaille, die uns im Laufe unserer Entwicklung zunehmend helfen, einen guten Weg durch das Leben zu finden und intuitiv (Kap. 14) das Richtige zu tun.

12.3 Wussten Sie eigentlich schon…

12.3.1 …dass es Menschen ohne Erinnerung gibt?

Vermutlich wissen Sie das schon und haben schon einmal etwas von einer „Amnesie" gehört, aber warum genau kommt es dazu? Wenn der Hippocampus geschädigt wird, zum Beispiel bei einem Unfall, aber auch durch eine Demenzerkrankung, geht damit auch gleichzeitig unser Speicher für Langzeiterinnerungen kaputt (einer der wesentlichen Gründe, warum bei einer demenziellen Erkrankung die Patienten große Schwierigkeiten haben, sich zu erinnern, auch an vermeintlich „einfache" Dinge).

12.3.2 …dass unser limbisches System in der Pubertät die Überhand gewinnt?

Mit der Pubertät wird auch unser limbisches System so richtig in Betrieb genommen, dadurch, dass sich viele Nervenbahnen nun im ausgereiften Zustand befinden und plötzlich viele Verbindungen bestehen, die es vorher nicht gab. In der Pubertät kommen nun die bisher verstandesgemäß erworbenen Einsichten nicht so glänzend mit dem impulsiven Verhalten des limbischen Systems klar – ganz abgesehen von weiteren Schauplätzen wie Liebe, Leidenschaft und Sex, die plötzlich auf der Bildfläche auftreten. Dieser Machtkampf geht mal zugunsten des limbischen Systems, mal zugunsten der Anstandszentren aus. Ein Wechselbad, das nicht immer auf Verständnis stößt bei den Menschen, die es mitbegleiten.

13

Liebe

Inhaltsverzeichnis

> Liebe – ein starkes Gefühl. Für die einen die Essenz, die unsere Welt im Kern zusammenhält, für die anderen eine furchtbare Pein, wenn sie nicht erwidert wird, die Liebe. Aber was genau ist das, was da entsteht, wenn wir von Liebe sprechen? Wo entsteht die Liebe? Gibt es unterschiedliche Arten davon? Kann man diese Fragen überhaupt beantworten und wenn ja, wie?

13.1 Ist Liebe Kopfsache?

Wenn wir jemanden sehen, dann ist es manchmal nur der Blick oder das Lächeln, dass uns verzaubert und Schmetterlinge in unserem Bauch auffliegen lässt. Unbestritten ist, dass wir uns in erster Linie vom Aussehen bezaubern lassen, aber auch die Art, der Charakter spielt eine nicht unwesentliche Rolle (wird aber meist erst auf den „zweiten Blick" erkundet). Trotzdem: Wie entsteht Liebe? Besteht sie nur aus Luft und Gefühl? Die klare Antwort lautet nein! Es gibt einige chemische Stoffe, die hier ganz handfest eine Bedeutung spielen, wie z. B. die Pheromone oder das Oxytocin (s. u.).

Pheromone

Ein Pheromon ist ein Botenstoff und dient der Informationsübertragung zwischen Lebewesen innerhalb einer Art. Wirklich erforscht ist noch nicht ganz, was diese kleinen Duftmoleküle bei uns Menschen alles auslösen, aber es gibt Hinweise darauf, dass sie u. a. den Spermien auf der großen Suche nach der Eizelle helfen (siehe auch Abschn. 1.3.2), an der Anpassung des Menstruationszykluses mitwirken und ganz maßgeblich bei der Partnerwahl und daran, ob wir uns riechen können, beteiligt sind.

Generell ist das „Verliebt-Sein" etwas, was mit einem ganzen Hormoncocktail zusammenhängt. Der körpereigene Hormoncocktail versetzt uns in einen glücklichen Ausnahmezustand: Adrenalin sorgt dafür, dass wir aufgekratzt sind und energiegeladen. Cortisol, das Stresshormon, hält uns wach, wir brauchen kaum Schlaf und sind trotzdem fit. Ständig kreisen unsere Gedanken um den anderen, wir sind glücklich, sobald wir bei ihm sind, dafür sorgt Dopamin. Denn um dem Verlangen nachzukommen wird – wie bei Suchtabhängigen – verstärkt Dopamin ausgeschüttet, wodurch das Belohnungssystem im Gehirn anspringt.

Adrenalin und Dopamin

Adrenalin ist ein Hormon, das unsere Nebennieren munter produzieren, wenn wir aufgeregt und nervös sind. Es macht uns wach und aufmerksam.

Dopamin ist das vierblättrige Kleeblatt unter den Hormonen, denn nicht ohne Grund hat es den Beinamen „Glückshormon". Es wird in Nervenenden und der Nebenniere gebildet. Es aktiviert uns und macht uns glücklich. Beim Verliebtsein sorgt es dafür, dass wir euphorisch und aufgeregt sind – der Himmel ist eben doch rosa und hängt voller Geigen.

Wenn das erste große Verliebt-Sein vorbei ist (was etwa zwei bis vier Jahre anhält) und wir langsam wieder in eine Art Normalzustand runterfahren, dann kommt das, was man als „stabile Bindungsphase" bezeichnet. In ihr sind die Schmetterlinge zwar eher wieder im Schlummerzustand, dafür aber die gemeinsame Sicht auf die Zukunft zentral. Auch dieser Vorgang ist hormonell gesteuert.

So steigt der Serotoninspiegel im Blut von Paaren an, die länger zusammen sind – der Botenstoff wirkt beruhigend und macht zufrieden. Doch vor allem erhöht sich der Oxytocinwert – Oxytocin, das sog. Kuschelhormon, bindet Paare aneinander und fördert, dass man sich gegenseitig treu bleibt und weniger das Bedürfnis hat, links und rechts zu gucken.

> **Oxytocin**
>
> Oxytocin ist das Kuschel-/Bindungshormon, das von der Hypophyse (Abb. 13.1), einer kleinen, aber fleißigen Hormondrüse im Kopf produziert wird. Es macht uns ruhig, senkt die Stresshormone und lässt sogar Wunden schneller heilen.

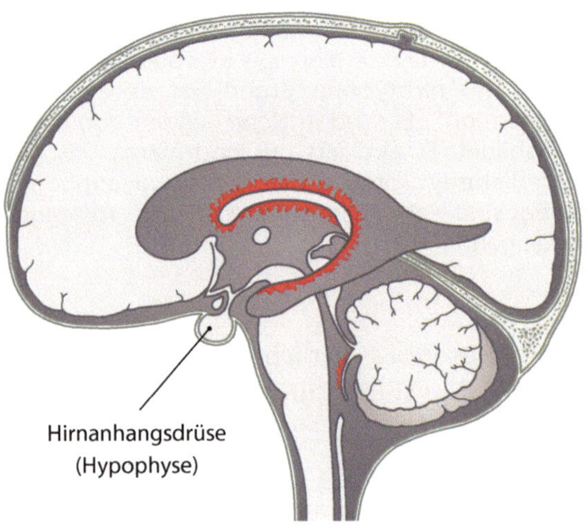

Abb. 13.1 Die Lage der Hypophyse im Kopf. (Aus Zilles und Tillmann 2010)

All das erklärt zwar, was biochemisch vorgehen mag, aber es ändert nichts an der Großartigkeit dessen, was Verliebtsein hervorruft.

Was aber, wenn das Herz bricht, wenn die Liebe nicht trägt, nicht mehr erwidert wird oder aus anderen Gründen nicht tragfähig ist?

Liebeskummer

Wenn wir lieben, dann wird ein wahrer Hormoncocktail ausgeschüttet, der unseren Körper durcheinanderwirbelt und „anfixt", wie es sonst nur ein Drogenrausch vermag. Und genau da liegt der Kern dessen, was Liebeskummer ist: kalter Entzug. Und zwar nicht nur im übertragenen Sinne. Die schönen Hormone, die uns das Hochgefühl vermitteln, ziehen sich zurück, die schlechten, die uns erdrücken, nehmen Überhand. Aber wer will das? Der Wunsch nach dem „Davor", nach Hochgefühl und Freude ist groß. Die durch Belohnungsmechanismen gesteuerten Gehirnanteile in uns leiden plötzlich unter einem akuten emotionalen, körperlichen und kognitiven Entzug. Es sind seelische und körperliche Schmerzen, die wir erleiden – und wie es mit Schmerz ist, er weist uns darauf hin, dass wir aufmerksam sein sollten mit uns selbst. Rein evolutionär betrachtet – und die Evolution ist sehr daran interessiert, dass wir uns fortpflanzen – ist dieser Trennungsschmerz auch mit der Folge verbunden, dass wir versuchen ihn zu vermeiden (und uns möglichst nicht trennen, sondern weiter vermehren) oder rasch einen anderen Partner suchen, damit uns Dopamin und Oxytocin wieder in die Wolken heben.

13.2 Liebe hat viele Gesichter

Wenn wir über die Liebe sprechen, dann meist über den Funken, der zwischen zwei Menschen überspringt. Aber Liebe hat so viele Gesichter mehr als dieses. Es gibt noch viele zahlreiche andere, die uns erfüllen und wärmen können: Zuneigung zu Freunden, die Liebe zu den Eltern, zu den Geschwistern, zu den Kindern. Bei all diesen Formen spielen die Hormone mit, wenn auch vielleicht etwas dezenter als beim großen Schauspiel des Verliebtseins. In der Pubertät erfährt diese Hormonfahrt ihren ersten Looping und Ereignisse wie Geburt oder Menopause bei Frauen sind weitere turbulente Fahrtstrecken. Dabei darf man nie außer Acht lassen, dass unser hormonelles System sehr sensibel und leicht angreifbar ist – Stress (und damit verbunden die vermehrte Ausschüttung von Cortisol und Adrenalin) kann da viel durcheinanderbringen.

Fakt ist: Liebe kann man hormonell erklären und medizinisch daran dingfest machen, welche Bereiche im Gehirn durch sie wie aktiviert werden. Trotzdem bleibt dieses Gefühl mit seinen vielen Gesichtern etwas Unergründbares, das sich mehr fühlen als verstehen lässt und was die Welt (frei nach Goethe) im Innersten zusammenhält.

13.3 Wussten Sie eigentlich schon…

13.3.1 …dass bei der Frau erst das Mandelkernlicht ausgehen muss, damit die Lust angehen kann?

Der Mandelkern, die Amygdala, ist der Sitz des Angstzentrums im Gehirn. Ist dieses Zentrum aktiv, kann die Frau es schlecht in sexueller Hinsicht werden. Sorgen oder Gedanken zur Arbeit, zu den Kindern, zum Zeitdruck, zum Aussehen können in letzter Sekunde dazu beitragen, dass ein Orgasmus nicht möglich ist. Kurzum: Eine Frau muss sich sicher fühlen, um sich fallen zu lassen.

13.3.2 …dass auch der Brennstoff der Liebe bei Frauen das Testosteron ist?

Testosteron – damit bringen wir üblicherweise Männer, sehr männliche Männer in Verbindung. Fakt ist aber, dass Testosteron auch das Grundlagenhormon bei Frauen ist, das Sexualität und Aggressivität steuert. Flirten und alles darüber hinaus hängt mit dem Testosteronspiegel zusammen (der bei Männern tatsächlich aber um ein Vielfaches höher ist als bei Frauen). Ein sehr niedriger Testosteronspiegel kann tatsächlich auch der Grund dafür sein, dass einem Sex ziemlich egal wird und man keine Lust empfindet.

14

Intuition

Inhaltsverzeichnis

Wir machen vieles intuitiv, „aus dem Bauch heraus". Wissen und Gefühl vermengen sich zu einem blitzschnellen Wegweiser, der uns sagt: Da geht es lang! Warum? Keine Ahnung. Woher kommt es, dieses körpereigene GPS-System, das uns häufig unbemerkt durch das Leben lotst? Und wie oft sind wir eigentlich „intuitiv"? Was ist „intuitive Medizin"? Auf diese und weitere Fragen gibt das vorliegende Kapitel Antworten.

© Springer-Verlag GmbH Deutschland, ein Teil von
Springer Nature 2018
M. Kahl-Scholz, *Mensch! Erstaunliches über den Körper,*
https://doi.org/10.1007/978-3-662-56155-3_14

14.1 Was genau ist Intuition?

Intuition kommt aus dem Lateinischen und bedeutet so viel wie „genau hinsehen, anschauen". Unter Intuition versteht man die Fähigkeit, Dinge, Geschehnisse und Vorgehen zu verstehen, ohne bewusst dafür den Verstand einzusetzen. Intuition ist ein sehr kreativer Vorgang, bei dem sich unser Wissen mit unserem Gefühl zu einem mächtigen Wegweiser verbindet.

Manche halten Intuition für so etwas wie eine innere Wünschelrute, andere wie Gerd Gigerenzer vom Max-Planck-Institut für Bildungsforschung in Berlin halten Intuition „weder für eine Laune noch einen sechsten Sinn, weder für Hellseherei noch Gottes Stimme.", sondern für eine Form der unbewussten Intelligenz. Intelligenz kann also, geht man von dieser Idee aus, aus dem Unüberlegten und Unbewussten kommen und muss nicht zwangsläufig etwas sein, dass aus einer Überlegung heraus entsteht. Wir selber können nicht sagen, woher die Gewissheit kommt, dass genau das jetzt richtig ist, aber wir wissen einfach, dass es so ist. Gigerenzer vertritt die Position, dass intuitive Entscheidungen auf Heuristiken basieren.

> **Heuristik**
>
> Heuristik bedeutet alt-griechisch „ich finde" und genau darum geht es, eine rasche Entscheidung anhand von einer Art Faustregel zu finden. Diese Faustregel ergibt sich nur aufgrund weniger Informationen, ein großer Teil der vorhandenen Informationen werden ausgeklammert, um zu besseren Urteilen zu kommen. Man stützt sich nur auf die zuverlässigste Information und alles andere ignoriert man.

Die Intelligenz, die hier zum Einsatz kommt, wird häufig auch als emotionale Intelligenz bezeichnet:

> **Emotionale Intelligenz**
>
> Die emotionale Intelligenz beschreibt die Fähigkeit, eigene und fremde Gefühle (korrekt) wahrzunehmen, zu verstehen und zu beeinflussen. Sie ist aber weniger das Gegenteil oder der Gegenspieler der ansonsten benannten Intelligenz, sondern ihre Erweiterung.

Intuitiv entscheiden heißt also, sich auf seine Erfahrung **und** auf sein Gefühl zu verlassen.

14.2 Gefühltes Wissen und Alltag

Jeder kennt es, dieses seltsame Gefühl, vielleicht ein Kribbeln, eine Verspannung, ein „ungutes oder komisches Bauchgefühl", einen Kloß im Hals oder auch ein „gutes Gefühl", unser Körper sendet Signale aus, die wir beachten sollten. Diese Signale sind nichts anderes als die Sprache unseres Körpers, mit der er uns zu vermitteln versucht, was er nach Verbindung von bewussten und unbewussten Erfahrungen für die richtige Entscheidung hält. Man spricht hier auch vom „Erfahrungs- oder impliziten Gedächtnis".

> **Implizites Gedächtnis**
>
> Gemeint sind eben jene Informationen, die das Gehirn zwar abspeichert, die jedoch nicht direkt mit dem Bewusstsein in Kontakt stehen und darum nicht direkt abrufbar sind. Diese Informationen werden in einem unbewussten

> Datenspeicher abgelegt, in dem Erfahrungen gesammelt und verdichtet werden. Bei Entscheidungsprozessen kommen sie zum Tragen, ohne dass der Mensch sich dessen bewusst ist.

Intuitiv zu handeln setzt voraus, dass wie die Stimme unserer Intuition wahrnehmen. Oft sorgen aber Stress und Hektik dafür, dass unsere Ohren für so etwas nicht empfänglich sind. Wir haben Scheuklappen auf und steuern geradewegs immer weiter mit unbekannten Ziel. Hier ist es sinnreich, immer wieder darauf zu achten: Wie **fühle** ich mich mit der Entscheidung? Was sagt mein Bauch? Ist ihm schlecht, ist er verkrampft? Was sagt mein Herz? Schlägt es schneller? Wie fühlt sich mein Nacken an? Verspannt? Sind die Schulter in Lauerstellung hochgezogen? Meine Hände? Sind sie entspannt oder schweißnass und zur Faust geballt? Es gibt unzählige Anzeichen, die unser Körper uns sendet und die Teil unserer Intuition sind.

14.3 Wussten sie eigentlich schon…

14.3.1 …dass es auch intuitive Medizin gibt?

Die intuitive Medizin ist mehr ein geflügeltes Wort als ein anerkannter Medizinzweig. Sie geht auf Rudolf Steiner, dem Begründer der Anthroposophie zurück, und beschreibt die Erfassung und Behandlung einer Krankheit mit schulmedizinischen, aber auch anthroposophischen Sichtweisen. Die Anthroposophie beschreibt eine Sichtweise, bei der der Mensch als Ganzes gesehen wird (es wird hier im medizinischen Zusammenhang von der „ganzheitlichen Sicht auf den Patienten" gesprochen). Das heißt, dass nicht nur das eine Symptom oder die eine Krankheit angeschaut wird, die der Kranke mitbringt, sondern der gesamte Organismus – Zelle wie Körper – im Fokus der Aufmerksamkeit stehen.

15

Glauben (Placeboeffekt)

Inhaltsverzeichnis

© Springer-Verlag GmbH Deutschland, ein Teil von
Springer Nature 2018
M. Kahl-Scholz, *Mensch! Erstaunliches über den Körper,*
https://doi.org/10.1007/978-3-662-56155-3_15

> Das Wort Glaube bezeichnet eine Grundhaltung des Vertrauens, v. a. im Kontext religiöser Überzeugungen. Aber auch in der Medizin spielt dieser Aspekt eine ganz wichtige Rolle bei der Heilung! Was ist das, dieses Placebo, das angeblich hilft ohne eigentlich helfen zu können? Und was versteht man unter Nocebo? Auf diese und weitere Fragen gibt das vorliegende Kapitel Antworten.

15.1 Warum kann auch ein Placebo bei der Heilung helfen?

Glauben ist etwas, das wir nicht greifen, nicht wirklich erklären können, das aber vielen Menschen Halt und Kraft gibt. In der Medizin ist Glauben sogar etwas, das eine enorme Macht besitzt. Wenn wir daran glauben, dass ein Arzt, eine Behandlung, ein Medikament uns helfen könnte, dann ist das ein festes Fundament, auf dem die Heilung aufsatteln kann. Die Überzeugung, dass etwas hilft, aktiviert viel mehr – wie wir mittlerweile wissen – als so manches Medikament (siehe auch Abschn. 15.4.3). Unsere körpereigene Apotheke öffnet sich, bestimmte Stoffe wie Neurotransmitter und Hormone werden ausgeschüttet, die uns tatsächlich bei der Heilung helfen. Wenn etwas hilft, ohne eigentlich eine Wirkung zu haben, dann spricht man in der Medizin von einem **„Placebo"** (die Bedeutung ist lateinisch „ich werde gefallen"), einem Scheinmedikament, das eigentlich keine heilende Wirkung entfalten kann – geht man als Wirkungskomponente nur von dem aus, was drin und nicht, was drumherum und dran ist. Denn hier kommen wir selbst und unser Glaube ins Spiel:

Wir sind darauf „getrimmt", dass medizinische Behandlungen oder Medikamente darauf ausgelegt sind, dass sie uns helfen, Schmerzen lindern, Entzündungen runterfahren, die Stimmung heben – dieses „getrimmt sein" nennt man auch Konditionierung.

Konditionierung

Von einer Konditionierung spricht man dann, wenn sich ein bestimmter Reiz fest mit einer Reaktion verbindet. Paradebeispiel ist der Pawlosche Hund, den Herr Pawlow so trimmte, dass ein Glockenton beim Hund Speichelfluss auslöste, da er damit verband, das gleich sein ersehntes Essen kommt. Übertragen auf die Medizin und den Placeboeffekt verbinden sich zum Beispiel der Reiz „Placebo gegen Schmerzen" und die Reaktion „Ausschüttung von Endorphinen" miteinander, um dann tatsächlich effektiv gegen Schmerzen zu wirken.

Es gibt mittlerweile zahlreiche Studien und Versuche, die zeigen, wie wirksam ein Placebo sein kann. Schon im zweiten Weltkrieg spritzte der amerikanische Anästhesist Henry Beecher anstelle von Morphin, einem hochwirksamen Schmerzmittel, – das aufgebraucht war – in seiner Verzweiflung den verletzten Soldaten eine Kochsalzlösung – und auch diese linderte die Schmerzen.

In einer anderen Studie wurden (unfreundlicherweise) Teilnehmern Elektro- und Kälteschocks verabreicht. Eine Hälfte der Teilnehmer erhielt auf die Stelle, an der die Elektroden saßen, eine potente Schmerzsalbe – so erzählte man es ihnen jedenfalls –, die andere Hälfte erhielt eine Salbe, die keinen Wirkstoff erhielt. Fakt war: Beide Gruppen erhielten die gleiche, wirkungslose Salbe. Trotzdem: Nach einigen Durchläufen empfanden die Teilnehmer die Schmerzreize an der Seite mit der angeblich lindernden Salbe als wesentlich geringer – der Plabecoeffekt hatte gewirkt.

Erstaunlich ist, was der Arzt C. Spevak in seinem medizinischen Zentrum für Kriegsveteranen in den USA herausgefunden hat: verbindet man ein Schmerzmittel mit einem anderen Reiz, z. B. einem bestimmten Duft, den man in der Kindheit gerne gerochen hat, können mit der Zeit teilweise die Schmerzmittel reduziert werden – sobald der Patient nämlich den Reiz, etwa den Duft, wahrnimmt, werden vom Körper schon eigene Schmerzmittel produziert. Auch hier greift das Prinzip der Konditionierung (s. o.).

Also ist der Placeboeffekt vor allem Einbildung? Nein – man weiß mittlerweile, dass ein bestimmter Anteil unseres Gehirns im sog. Frontalhirn an der Entstehung der Placebowirksamkeit beteiligt ist. Wir empfinden wirklich Linderung, der Körper aktiviert tatsächlich Stoffe, die heilen helfen – aber sie kommen eben von innen, nicht wirklich von außen mit dem Medikament, das nur eine Art Zündfunke für alles Weitere ist.

Nicht nur das Medikament oder die Behandlung, sondern vor allem auch der, der das Medikament verabreicht, spielen im Placebogeschehen eine wichtige Rolle. In einem besonderen Versuch testeten Forscher die Ärzte, die es verabreichten. Es gab zwei Gruppen an Ärzten, beide spritzten Kochsalzlösung – also ein wirkungsloses Scheinmedikament. Ein Teil der Mediziner bekam die Information, sie spritzten ein schwach wirksames Schmerzmittel. Der zweiten Ärzte-Gruppe erzählte man, sie spritzten ein hochwirksames Morphinpräparat. Anschließend wurden die Patienten befragt und sollten ihre Schmerzen auf einer Skala von 1–10 einstufen. Dabei stellten die Forscher fest, dass die Kochsalzlösung um fast 50 % wirksamer war, die Patienten also nur halb so hohe Schmerzwerte angaben, wenn der Arzt selbst glaubte, er verabreiche ein stark schmerzstillendes Morphinpräparat! Eine wichtige Voraussetzung ist also auch, dass der Arzt selbst an das glaubt, was helfen soll. Nicht außer Acht zu lassen ist zudem, wie wichtig Vertrauen zwischen Arzt und Patient ist – auch hier gibt es zahlreiche Studien, die ein gutes Verhältnis zwischen Behandler und Behandelten als wichtigen Aspekt in der Heilung einstufen.

15.2 Hübsche Verpackung

Tatsächlich hat man herausgefunden, dass eine Placebowirkung mitunter davon abhängt, wie sich uns der Placeboverursacher präsentiert:

- Der **Preis** machts: Teure Placebos wirken besser als billige, auch eine Markenverpackung vermittelt scheinbar mehr Seriosität und damit mehr „Glaubenskraft".
- **Injektionen** haben laut einer Studie eine noch bessere Wirkung als Medikamente, **Operationen** noch mehr als Injektionen.
- Auch die **Farbe** des Placebos hat eine Wirkung: rote und orangene Medikamente sollen eine stärkende und belebende Wirkung vermitteln helfen, während Rosa laut einer Studie die Stimmung hebt. Grüne Tabletten sollen beruhigend, weiße schmerzlindernd wirken.

Und was ist drin?

Was steckt nun wirklich in einem Placebomedikament? Ganz schlicht das, was wir auch in unserem Küchenschrank finden würden – Milchzucker, Stärke oder Kochsalz (-lösung); also nichts, was wirklich eine Wirkung entfalten könnte, die Schmerzen beseitigt, die Stimmung aufhellt oder die Entzündung lindert. Der einzige echte Wirkstoff dieser Medikamente ist unser Glauben.

Um zu testen, wie wirksam ein Medikament ist, werden immer wieder Doppelblindstudien eingesetzt.

Doppelblindstudien – was ist das?

Die Wirksamkeit neuer Arzneimittel wird meist in Doppelblindstudien geprüft. Hierbei wissen weder Arzt noch Patient, wer das neue Arzneimittel und wer das Placebo bekommt. Dadurch kann das Ergebnis der Studie nicht verfälscht werden.

Klinische Studien

Klinische Studien werden in mehrere Phasen eingeteilt:

- Phase I: Die Verträglichkeit und Dosierung des neuen Arzneimittels wird an einer kleinen Gruppe (10–100) gesunder Versuchspersonen getestet.
- Phase II: Die Wirkung und Verträglichkeit wird an einer größeren Gruppe (100–500 Kranke) geprüft. Sofern es ethisch keine Bedenken gibt, wird einer Gruppe

der Testpersonen zum Vergleich ein Placebo oder ein
bewährtes Arzneimittel gegeben.
- Phase III: Die Wirkung und Verträglichkeit wird an einer
noch größeren Gruppe (300–2000 Patienten) geprüft.
Zum Vergleich wird gegen ein Placebo oder ein bewährtes Arzneimittel getestet.
- Phase IV: Nach der Zulassung des Medikaments werden
noch zusätzliche Effekte untersucht.

15.3 Placebo und Nocebo

Es gibt auch den gegenteiligen Effekt eines Placebos, man
nennt ihn Nocebo. Wie ein Placebo im Positiven funktioniert, ist der Nocebo sein fieser Gegenspieler, der uns das
Leben schwer machen kann: Befürchtet ein Patient nämlich, dass ein Mittel oder ein Eingriff negative Folgen haben
wird, kann das zu einer Verschlechterung seines Zustandes
führen. Das gilt übrigens auch dann, wenn wir plötzlich
Nebenwirkungen haben, während wir Placebos einnehmen –
Nebenwirkungen, die es eigentlich nicht geben kann (wie
Mundtrockenheit, Übelkeit etc.). Bereits in den 60er Jahren fand ein sehr beeindruckendes Experiment statt: Ärzte
sagten ihren Patienten, sie würden ein neues Brechmit-
tel testen. Tatsächlich erhielten die Versuchspersonen nur
Zuckerwasser. Trotzdem mussten sich 80 % (!) der Studienteilnehmer übergeben.

15.4 Wussten Sie eigentlich schon…

15.4.1 …dass ein Placebo auch dann hilft, wenn man weiß, dass man eine nimmt?

Stellen Sie sich also vor, dass Sie wissen, dass die Medikamente, die sie einnehmen, eigentlich nicht wirken. Sie nehmen sie trotzdem – können Sie sich vorstellen, dass sich eine Wirkung entfaltet? Nein? Kaptchuk et al. veröffentlichten vor 7 Jahren eine Studie, bei der Patienten mit Reizdarmsyndrom über 21 Tage ein Medikament einnahmen, von dem sie wussten, dass es wirkungslos ist. Trotzdem fühlten sie sich im Vergleich zur Gruppe der Patienten, die gar nichts eingenommen hatten, besser. Was aber macht dann die Wirkung aus, wenn der Glaube an das Medikament nicht greifen kann? Vielleicht ist es die Interaktion zwischen Arzt und Patient, die wohlwollende Fürsorge und beratende Unterstützung oder die Einnahme eines Medikamentes an sich, auch wenn dieses nicht bewusst mit einer Wirkung in Verbindung gebracht werden kann.

15.4.2 …dass eine Schein-OP manchmal den gleichen Effekt haben kann wie eine richtige?

Ein Bericht in der National Geographic stellte jüngst die Geschichte von Herrn P vor: Er erhielt im Alter von 42 Jahren die Diagnose Morbus Parkinson und die Prognose, dass er in 10 Jahren nicht mehr laufen oder stehen oder alleine essen könne. Nachdem er merkte, wie die Erkrankung immer weiter fortschritt, meldete er sich 2011 bei einer Biotech-Firma, die eine Gen-Therapie testete. Bei dieser Therapie wurde ein spezielles Protein direkt ins Gehirn gespritzt, um den Prozess des Nervenzellabbaus im Mittelhirn, der Parkinson zugrunde liegt, aufzuhalten. Der Versuch erfolgte mittels einer kleinen Operation, bei der zwei Löcher in den Schädel gebohrt und das Protein über diesen Zugang direkt verabreicht werden konnte. Nach dem Eingriff verbesserte sich der Zustand von Herrn P zunehmend. Das Zittern verschwand ganz, er wurde wieder beweglicher, seine Sprache klarer. Bis heute ist ihm kaum anzumerken, dass er an Morbus Parkinson leidet. 2013 verkündete die Firma, die die Studie durchgeführt hatte, dass der Versuch gescheitert war – den Patienten, die die Injektion erhalten hatten, ging es nicht wirklich besser. Die behandelnde Ärztin von Herrn P wunderte das, sah sie doch an ihrem Patienten das Gegenteil. Noch mehr aber wunderte sie sich, als sie sich die Daten genauer anschaute: Ihr Patient war nie wirklich operiert worden, er hatte das Mittel nicht erhalten, sondern gehörte zur sog. Kontrollgruppe, die nur eine Placebobehandlung erfahren hatte. Hier wurde über eine simulierte Operation, bei der nur kleine Vertiefungen in die Schädeldecke geschabt wurden, den Patienten weisgemacht, sie seien operiert worden. Das Medizintheater, das er erlebt hat, hatte trotz allem einen Effekt.

Sicher ist diese Geschichte eher die Ausnahme als die Regel, aber sie zeigt, wie wirkungsstark Glauben sein kann.

15.4.3 …dass auch ein „echtes" Medikament eine Placebowirkung haben kann?

Es ist tatsächlich so, dass jedes Mittel besser ist als gar keine Therapie. Wie ist das zu verstehen? Dass bei vielen Medikamenten nicht sicher zu sagen ist, was da wirkt: der Wirkstoff oder der Glauben, denn der Placeboeffekt kann auch bei „echten" Medikamenten 2–80 % betragen.

Anhang

Fachbegriffe und ihre Bedeutung

Als ich anfing, Medizin zu studieren, hatte ich von Latein oder Griechisch wenig Ahnung. Ich war eine der wenigen Studentinnen, die diese Grundlage in Form des kleinen oder großen Latinums nicht mit ins Studium brachte. Mir hat es aber immer sehr geholfen zu verstehen, warum die Wörter so heißen (was also ihr Wortstamm, ihre Wortherkunft ist), wie sie heißen, um sie mir besser zu merken. Für mich wurde es dadurch bildlicher und greifbarer. Deswegen finden Sie hier im Anhang eine Tabelle (Tab. 0.1), in der zum einen die wichtigsten Wortbezeichnung in der Medizin kurz erklärt werden, aber auch die hier im Buch verwendeten Fachbegriffe in allgemeinverständlicher Sprache und ihrer Ursprungsbedeutung wiedergegeben sind.

© Springer-Verlag GmbH Deutschland, ein Teil von Springer Nature 2018
M. Kahl-Scholz, *Mensch! Erstaunliches über den Körper*,
https://doi.org/10.1007/978-3-662-56155-3

Tab. 0.1 Bedeutung wesentlicher medizinischer Begriffe

Lateinische/griechische Bezeichnung	Bedeutung	Wortstamm
Peripher	Zur Körperoberfläche hin	Peripheres = sich herumbewegend, kreisförmig
Gliedmaßen (Arme, Hände, Beine und Füße)		
Proximal	Zum Rumpf hin	Proximus = Nächster
Distal	Zum Ende der Gliedmaßen hin	Distalis = körperfern
Ulnar – medial	Zur Elle (Ulna) hin	Ulna = Elle
Radial – lateral	Zur Speiche (Radius) hin	Radius = Strahl, Speiche
Tibial – medial	Zum Schienbein (Tibia) hin	Tibia = Schienbein
Fibular – lateral	Zum Wadenbein (Fibula) hin	Fibula = Heftnadel, Spange, Klammer
Palmar – volar	Zur Handinnenfläche hin	Palma = Handfläche
Plantar	Zur Fußsohle hin	Planta = Fußsohle
Anterior	Zur Vorderseite hin	Ante = vorn, vorwärts
Posterior	Zur Rückseite hin	Post = hinten, nach
Kopf		
Rostral	Nach vorn gelegen	Rostralis = „Schnabelwärts", in Richtung Mund
Frontal	Zur Stirn hin	Frons = Stirn
Nasal	Zur Nase hin	Nasus = Nase
Basal	Zur Schädelbasis hin	Basis = Basis, Grundlage
Okzipital (Occipital)	Zum Hinterhaupt hin	Occiput = Hinterhaupt
Allgemein		
Dextra/dextrum	Rechts	Id.**
Sinistra/sinistrum	Links	Id.**

(Fortsetzung)

Tab. 0.1 (Fortsetzung)

Lateinische/griechische Bezeichnung	Bedeutung	Wortstamm
Achsenbezeichnungen		
Vertikal	Senkrecht, lotrecht; Scheitel-linig	Vertex = Scheitel
Longitudinal	Längs verlaufend	Longitudinalis = längs gerichtet, verlaufend
Transversal	Quer verlaufend	Transversus = uqer liegend, verlaufend
Sagittal	Von ventral nach dorsal, Pfeilrichtung	Sagitta = Pfeil
Kapitel 1		
Concha	Ohrmuschel	Concha = Muschel
Tuba (auditiva)	Ohrtrompete	Rohr, Röhre
Bulbus (olfactorius)	Riechkolben	Zwiebel, Bolle
Fila	Reichnervenfasern	Drähte, Fasern
Kapitel 2		
Papilla	Erhebung	Zitze, Brust
Dorsum	Rücken, Rückseite	Rücken
Radix	Wurzel, Ursprung	Wurzel
Apex	Spitze	Spitze
Kapitel 3		
Sclera	Lederhaut	Skleros = hart
Orbita	Augenhöhle	Orbis = Kreis
Palpebrae	Augenlid	Augenlid
Iris	Regenbogenhaut	Regenbogen
Cornea	Hornhaut	Horn
Corpus	Körper	Körper
Retina	Netzhaut	Rete = Netz
Lens	Linse	Linse
Macula	Fleck	Stelle
Kapitel 4		
Labyrinthus	Labyrinth	Labyrinth
Cochlear	Hörschnecke	Schnecke

(Fortsetzung)

Tab. 0.1 (Fortsetzung)

Lateinische/griechische Bezeichnung	Bedeutung	Wortstamm
Vestibular	Dem Gelichgewicht zugeordnet	Vestibula = Vorraum
Incus	Amboss	Amboss
Malleus	Hammer	Hammer
Stapes	Steigbügel	Steigbügel
Cupula	Gallertartige Masse im Innenohr	Tonne, Becher
Sacculus	Säckchen	Säckchen
Utriculus	Schlauchförmiger Teil des Innenohrs	Beutel, Schlauch
Ductus	Kanal, Leitung	Leitung
Kapitel 8		
Phagozytose	Fresshöhle	Altgriechisch phagein „fressen" und cýtos, „Höhlung"
Chemotaxis	Anlockung/Abstoßung von fremden Zellen	Gr. chêmeia = Chemie und altgriechisch τάξις, taxis = Ordnung, Aufmarsch

Literatur

Acta AG, Pause BM (1994) Die zentralnervöse Geruchsverarbeitung beim Menschen: zur Differenzierung endogener und exogener Modulatoren der geruchsevozierten Hirnstromaktivität. Holos, Bonn

Arnold W (2005) Checkliste Hals-Nasen-Ohren-Heilkunde. Georg Thieme

Boenninghaus H (2007) HNO: Hals-Nasen-Ohrenheilkunde. Springer, Heidelberg

Brizendine L (2008) Das weibliche Gehirn. Goldmann, München

Buselmaier W (2016) Der Gen-Kultur-Konflikt, 1. Aufl. Springer, Berlin

Damasio AR (2002) Ich fühle, also bin ich: Die Entschlüsselung des Bewusstseins. List-Taschenbuch, Berlin

Enders G (2017) Darm mit Charme. Ullstein, Berlin

© Springer-Verlag GmbH Deutschland, ein Teil von Springer Nature 2018
M. Kahl-Scholz, *Mensch! Erstaunliches über den Körper*,
https://doi.org/10.1007/978-3-662-56155-3

Gigerenzer G (2013) Risiko. Wie man die richtigen Entscheidungen trifft. Bertelsmann, München

Henseler J (2005) Basisdüfte und Lebensstile: eine empirische Studie. Josef Eul Verlag GmbH, Lohmar

Kahneman D (2011) Schnelles Denken, langsames Denken. Penguin, München

Kaptchuk TJ, Friedlander E, Kelley JM, Sanchez MN, Kokkotou E, Singer JP, Kowalczykowski M, Miller FG, Kirsch I, Lembo AJ 2010 Placebos without deception: a randomized controlled trial in irritable bowel syndrome. PLoS One Dec 22;5(12):e15591. https://doi.org/10.1371/journal.pone.0015591

Keller A, Gerkin RC, Guan Y, Dhurandhar A, Turu G, Szalai B, Mainland JD, Ihara Y, Yu CW, Wolfinger R, Vens C, Schietgat L, De Grave K, Norel (2017) Predicting human olfactory perception from chemical features of odor molecules. Science Feb 24;355(6327):820–826. https://doi.org/10.1126/science.aal2014

Keller A1, Vosshall LB2, 3, 4 2016 Olfactory perception of chemically diverse molecules. BMC Neurosci Aug 8;17(1):55. https://doi.org/10.1186/s12868-016-0287-2

Kiese-Himmel C (2016) Körperinstrument Stimme – Grundlage, psychologische Bedeutung, Störung. Springer, Berlin

Kutscher PP (2016) Selbstmanagement: Auf Körpersignale achten. Dtsch Arztebl 2016 113(25)

Ledoux J (2006) Das Netz der Gefühle: wie Emotionen Entstehen. (Aus dem Engl. von Friedrich Griese). Deutscher Taschenbuch, München

Lippert H (2017) Lehrbuch der Anatomie, 8. Aufl. Urban & Fischer Verlag, Elsevier GmbH

Markowitsch HJ (2005) Dem Gedächtnis auf der Spur: vom Erinnern und Vergessen. Primus, Darmstadt

Menche N (2012) Biologie Anatomie Physiologie. Urban & Fischer, Elsevier, München

Meredith P, Riesz J (2004) Radiative Relaxation Quantum Yields for Synthetic Eumelanin. Photochem photobiol 79(2):211–216

Neuhaus EM, Weiyi Zhang, Lian Gelis, Ying Deng, Joachim Noldus and Hanns Hatt. Activation of an olfactory receptor inhibits proliferation of prostate cancer cells. First published on April 23, 2009. https://doi.org/10.1074/jbc.m109.012096

Ohloff G (2004) Düfte: Signale der Gefühlswelt. Verlag Helvetica Chimica, Zürich

Pause BM (2004) Über den Zusammenhang von Geruch und Emotionen und deren Bedeutung für klinisch-psychologische Störungen des Affektes. Pabst Science Publishers, Lengerich

Plattig KH (1995) Spürnasen und Feinschmecker, die chemischen Sinne des Menschen. Springe, Heidelberg

Raab J (2001) Soziologie des Geruchs: über die soziale Konstruktion olfaktorischer Wahrnehmung. UVK Verlagsgesellschaft mbH, Konstanz

Rosenberg JM, Bilka BM, Wilson SM, Spevak C 2017 Opioid therapy for chronic pain: overview of the 2017 US department of veterans affairs and US department of defense clinical practice guideline. Pain Med Sep 1. https://doi.org/10.1093/pm/pnx203

Schmidt et al. (inprint). Physiologie des Menschen. Springer

Schmidt R, Lang F, Heckmann M (2011) Physiologie des Menschen: mit Pathophysiologie. Springer, Heidelberg

Schwarz JF, Geisler P, Hajak G, Zulley J, Rupprecht R, Wetter TC, Popp RF 2016 The effect of partial sleep deprivation on computer-based measures of fitness to drive. Sleep Breath Mar;20(1):285–292.   https://doi.org/10.1007/s11325-015-1220-0. Epub 2015 Jun 27. PMID: 26115651

Storp F (1997) Geruch & Gefühl: eine empirische Studie über den Einfluss von olfaktorischen Reizen auf Emotionen. Drom Fragrances International, Baierbrunn

Tillmann B (2010) Atlas der Anatomie. Springer, Heidelberg

Zeyfang A, Hagg-Grün U, Nikolaus T (2013) Basiswissen Medizin des Alterns und des alten Menschen, 2. Aufl. Springer, Heidelberg

Zilles K, Tillmann B (2010) Anatomie. Springer, Heidelberg

Zulley J, Knab B (2003) Unsere innere Uhr, 1. Aufl. Herder, Freiburg

Sachverzeichnis

© Springer-Verlag GmbH Deutschland, ein Teil von
Springer Nature 2018
M. Kahl-Scholz, *Mensch! Erstaunliches über den Körper*,
https://doi.org/10.1007/978-3-662-56155-3